牙龈退缩的治疗
临床实战手册

Gingival Recession Management *A Clinical Manual*

主　编　［德］Adrian Kasaj

主　译　袁　泉

译　者　（按姓氏笔画排序）

文俊儒　冯　凝　李无恙

肖清月　张雁君　林柏均

袁　泉　郭雨晨　盛　睿

薛寒骁

U0376959

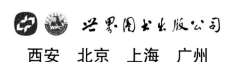

世界图书出版公司

西安　北京　上海　广州

图书在版编目（CIP）数据

牙龈退缩的治疗：临床实战手册 /（德）阿德里安·卡萨伊（Adrian Kasaj）
主编；袁泉主译 . — 西安：世界图书出版西安有限公司，2022.1
书名原文：Gingival Recession Management：A Clinical Manual
ISBN 978-7-5192-8831-0

Ⅰ.①牙… Ⅱ.①阿… ②袁… Ⅲ.①牙周病—诊疗—手册 Ⅳ.① R781.4-62

中国版本图书馆 CIP 数据核字（2021）第 225899 号

First published in English under the title

Gingival Recession Management: A Clinical Manual

edited by Adrian Kasaj

Copyright© Springer lnternational Publishing AG, part of Springer Nature, 2018

This edition has been translated and published under licence from

Springer Nature Switzerland AG

书　　名	牙龈退缩的治疗：临床实战手册
	YAYIN TUISUO DE ZHILIAO：LINCHUANG SHIZHAN SHOUCE
主　　编	［德］Adrian Kasaj
主　　译	袁　泉
责任编辑	马元怡
装帧设计	新纪元文化传播
出版发行	世界图书出版西安有限公司
地　　址	西安市锦业路 1 号都市之门 C 座
邮　　编	710065
电　　话	029-87214941　029-87233647（市场营销部）
	029-87234767（总编室）
网　　址	http://www.wpcxa.com
邮　　箱	xast@wpcxa.com
经　　销	新华书店
印　　刷	西安金鼎包装设计制作印务有限公司
开　　本	787mm×1092mm　1/16
印　　张	9
字　　数	220 千字
版　　次	2022 年 1 月第 1 版
印　　次	2022 年 1 月第 1 次印刷
版权登记	25-2021-235
国际书号	ISBN 978-7-5192-8831-0
定　　价	128.00 元

医学投稿　xastyx@163.com　‖　029-87279745　029-87279675
☆如有印装错误，请寄回本公司更换☆

原著作者

Adrian Kasaj

Corinna Bruckmann

Gernot Wimmer

Danielle Clark

Liran Levin

Stefan Fickl

Jamal M. Stein

Péter Windisch

Bálint Molnár

Mario Taba Jr

译者序

　　牙龈退缩是口腔临床面临的难题，尤其是在美学区。然而遗憾的是，对牙龈退缩的诊断和处理往往"不求甚解"，亦或是"不了了之"。如何根据软组织的生物学特性确定合适的治疗方案，如何在有限的技术空间内改善疗效，以及如何妥善处理各种并发症，是临床医生需要学习的内容。因此，我们需要以循证为导向，系统深入地理解牙龈退缩的原因，谨慎地制定治疗方案，合理地预期可能的临床效果，并妥善地管控相关风险。

　　我有幸阅读了 Adrian Kasaj 博士撰写的 *Gingival Recession Management: A Clinical Manual* 一书，受益匪浅。该专著系统地阐释了牙龈退缩相关的问题，包括定义、病因、分级、发病率，以及检查、诊断和处理原则、操作细节、预后维护。原作者将理论知识和临床技能以浅显易懂的语言展现出来，每一项论述都有证可循，同时还展示了相关临床病例，并提出了许多实用的建议。不得不说，这是一本难得的临床参考书。

　　译者长期从事口腔种植工作，发现种植体周围的软组织退缩时常困扰临床医生，而且由于种植义齿的特殊性，比如种植体颜色深、种植体周围血供较差，这些因素导致种植体周围的软组织退缩相较于天然牙周退缩更加难以处理。牙周与种植密不可分，种植中许多治疗手段都来自于牙周，因此，译者及团队在紧张的临床工作之余，进行了本书的翻译工作。期待这本译著为广大口腔临床医生提供参考，为提高口腔种植治疗效果起到积极的促进和借鉴作用。

　　作为译者，我们希望本书的翻译尽量忠于原著，表达原著的精髓，达到"信、达、雅"的标准。但由于时间和语言能力有限，书中难免存在一些不足及错漏，敬请广大专家同行批评指正！

　　感谢宫苹教授的大力支持与关注，感谢所有译者的辛勤工作，感谢各位读者对翻译的不足给予的宽容。

袁　泉

2021.11

目 录

第 1 章　牙龈退缩的定义和解剖学基础

Adrian Kasaj

摘　要

　　牙龈是牙周组织的组成部分，它覆盖着牙齿的颈部和颌骨的牙槽突。在健康的口颌系统中，紧密附着的牙龈组织可有效抵抗机械损伤和细菌入侵，并在美学方面发挥关键的作用。因此，龈缘的退缩不仅影响美观，甚至可由于牙根表面的暴露而引起许多不良后果。本章节定义了牙龈退缩，并对牙龈的解剖特征进行了基本描述。从宏观和微观角度掌握健康牙龈的基本特征是准确评估和治疗牙龈退缩的前提。

1.1　概　述

1.1.1　牙龈退缩的定义

　　牙龈退缩的定义是"牙龈向着釉牙骨质界根方的迁移"[1]。由于龈缘向根尖向的运动也与牙周组织其他成分的丧失有关，因此，有学者提出"牙周退缩"一词能更准确地描述该临床状况。目前，这两个专业术语是科学文献中经常被用作描述该临床病症的同义词（图1.1）。牙龈退缩可表现为局限型或广泛型，并可涉及一个或多个牙齿表面。由于附着丧失而导致的牙根表面暴露与多种口腔疾患有关，如牙本质过敏，根面龋，牙体颈部磨损，口腔卫生不佳以及美观受损。并非所有牙龈退缩缺损都会引发症状并需要治疗。但是，定位和识别那些可通过根面覆盖术得到改善的牙龈退缩是很重要的。对牙龈组织结构和功能的全面了解，将有助于我们对牙龈退缩的发病机制、诊断和治疗方法的掌握和应用。

1.1.2　健康牙龈的临床特征

　　牙龈是咀嚼黏膜的一部分，也是牙周组织的最表层。临床上，牙龈在牙齿周围形成一个保护环，一部分附着在牙齿上，一部分附着在牙槽突表面（图1.2，图1.3）。

A. Kasaj, D.D.S., M.Sc., Ph.D.
Department of Operative Dentistry and Periodontology, University Medical Center of the
Johannes Gutenberg-University Mainz, Mainz, Germany
e-mail: Kasaj@gmx.de

牙龈是牙周组织中唯一在口腔检查中通过视诊就可观察到的部分。正常牙龈的颜色一般被描述为粉红色或珊瑚粉红色，但其可因黑色素的多少而呈现不同的颜色。健康的牙龈质地坚硬、富有弹性，探诊时无出血。牙龈表面常呈现出橘皮状的纹理，称为牙龈点彩（图 1.2）。点彩是附着龈健康的典型特征，其减少或消失可作为牙龈疾病发生的标志。在牙列的前庭沟侧和舌侧，牙龈与牙槽黏膜由根尖方的膜龈联合相分隔。膜龈联合是诊断牙周疾病的重要临床标志，它把附着于下方骨面不可移动的牙龈与相

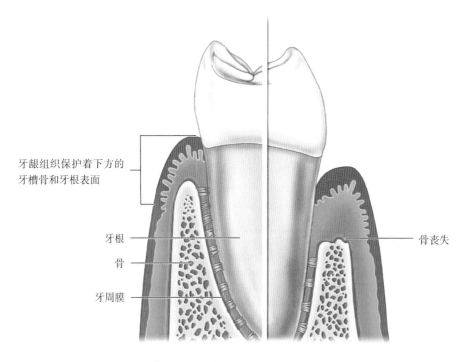

牙龈组织保护着下方的牙槽骨和牙根表面

牙根

骨

牙周膜

骨丧失

图 1.1 健康牙龈覆盖牙根表面（左侧）和龈缘向根尖方迁移后牙根暴露（右侧）

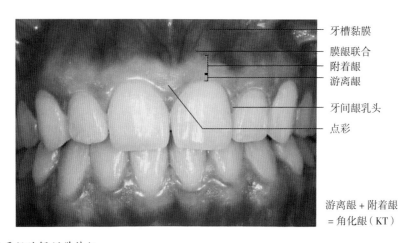

牙槽黏膜
膜龈联合
附着龈
游离龈
牙间龈乳头
点彩

游离龈 + 附着龈
= 角化龈（KT）

图 1.2 临床健康牙龈的解剖学特征

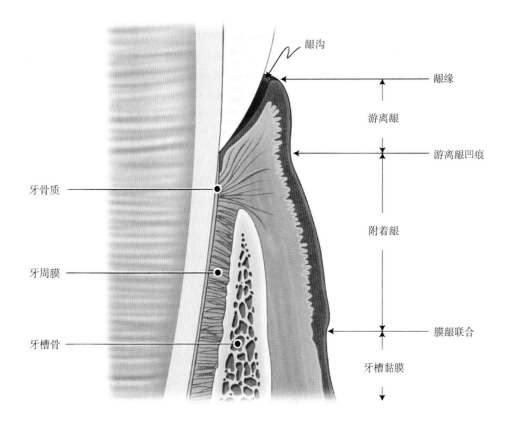

龈沟

龈缘

游离龈

游离龈凹痕

牙骨质

附着龈

牙周膜

膜龈联合

牙槽骨

牙槽黏膜

图 1.3 横截面上重要的健康牙龈解剖学标志

对疏松可移动的牙槽黏膜分隔开来（图1.2，图1.3）。在腭侧，牙龈与角化的腭黏膜相连续，故没有可见的膜龈联合线。牙龈在解剖学上可分为游离龈、附着龈和齿间牙龈。

1.1.2.1　游离龈

游离龈缘轮廓呈扇形，位于牙齿釉牙骨质界冠方约2mm的位置[2]（图1.2，图1.3）。游离龈不附着在下方的骨面，其内表面形成龈沟的侧面。游离龈与附着龈之间被一种称为游离龈凹痕的浅线性凹陷分开。游离龈凹痕的位置大致相当于龈沟的底部。

龈沟是牙齿表面和游离龈缘之间的一个浅"v"形间隙。临床医生无法通过肉眼看到它，但龈沟的深度可用牙周探针进行测量。临床医生可通过龈沟区域判断疾病情况。在临床的健康牙龈中，通过牙周探针测得的龈沟深度为1~3mm[3]或组织学深度为0.69mm[4]。

1.1.2.2　附着龈

附着龈含有致密的胶原组织，与下方的牙槽骨和牙根表面紧密结合。它从游离龈的底部延伸到膜龈联合处，并与牙槽黏膜相连续（图1.2，图1.3）。因此，附着龈连接冠向的游离龈与根尖向的牙槽黏膜。附着龈宽度是指从膜龈联合到龈沟底外表面或牙周袋的距离[5]。在临床上，牙龈总宽度（从最冠向的龈缘到膜龈联合）减去龈沟或牙周袋深度即为附着龈宽度。对膜龈联合进行定位需要予以重视。在嘴唇和脸颊的功能性被动运动中，可通过评估颜色和表面特征等解剖学差异，以及通过希勒或鲁氏碘液将牙槽黏膜进行组织化学染色来确认膜龈联合的位置[2]。附着龈宽度随个体及牙位都存在着差异。Bowers[6]发现唇侧附着龈的宽度为1~9mm。附着龈最宽的区域位于切牙区（尤其是侧切牙），而在尖牙和第一前磨牙区最窄。上颌的附着龈整体宽度大于下颌。对舌侧附着龈的测量结果显示，磨牙区附着龈的宽度最大，切牙和尖牙区的附着龈宽度最小[7]。附着龈宽度在舌侧为1~8mm。由此可见，舌侧附着龈的分布规律与唇侧附着龈的分布规律几乎相反。

1.1.2.3 齿间牙龈

齿间牙龈或牙间龈乳头是牙龈的一部分，它填充了两个相邻牙齿之间的间隙（图1.2）。完整的牙间龈乳头可在咀嚼时防止食物嵌塞。此外，牙间龈乳头在保护牙周组织方面起着重要的作用，且对美学极为重要。

健康的牙间龈乳头完全填满了牙齿之间的邻面空间。该组织的形态是由邻面接触点的轮廓、牙齿的颊 – 舌侧尺寸和釉牙骨质界连接的形式所决定[8]。因此，切牙区的牙间龈乳头通常较窄，呈金字塔形或锥形，其顶端紧邻邻牙接触区的根方。在后牙区，邻牙间的接触区域通常较宽，且龈乳头的前庭侧与舌侧的连接呈凹型，又被称为"龈谷"[9-10]。龈谷由未角化的上皮覆盖，因易于感染和受到机械创伤而被认为是较脆弱的区域。如果相邻两牙间无接触或牙间龈乳头向根尖向迁移，角化的附着龈将覆盖邻牙间牙槽骨，而无牙间龈乳头或龈谷。

1.1.3 牙周生物型

众所周知，健康的牙龈组织其临床表现因人而异，甚至不同的牙齿间也表现各异。这种牙龈组织的差异对牙周健康和各种治疗方法的结果有着重要的影响作用。因此，已经证实组织的生物类型差异将对牙周治疗、根面覆盖术和种植治疗的结果带来不同影响[11-12]。在根面覆盖术中，研究发现厚度>1.1 mm的牙龈组织可以完全覆盖牙根[13]。因此，临床诊疗时，在检查和治疗计划中正确评估组织的生物型是非常重要的，它的变化可能会显著影响治疗结果。人们提出用"牙龈生物型""牙周生物型"和"牙周表型"等术语来描述这种牙龈形态的差异[14]。牙龈生物型通常指牙龈的厚度，而牙周生物型和牙周表型还包括骨性结构、牙齿形状和牙龈的形态特征。由此可见，牙龈厚度是一个需要关注的关键因素。

多年来，人们提出了几种定义来描述各种牙周生物型[14]。然而，一般情况下，临床检查中可见两类主要的牙周生物型：薄 – 扇形和厚 – 扁平形[15-16]（表1.1）。薄 –

扇形生物型与狭窄的角化组织区、高度扇形的软组织和骨轮廓、轻微的颈部凸起、邻牙接触区靠近切端和牙冠呈尖圆形密切相关。牙龈组织往往更脆弱，易碎，外观几乎呈半透明色[17]。已有研究表明，薄型牙周生物型患者在受到创伤和发生炎症反应时更易出现牙龈退缩[17-19]。此外，Olsson 和 Lindhe[20] 发现，若受试者的牙长而窄，则其为薄生物型，牙龈退缩比厚生物型更为严重。

厚 – 扁平形生物型的特征是角化组织较宽、牙龈和骨轮廓扁平、明显的颈部凸起、邻牙接触区宽且靠近根尖方、牙冠呈方圆形。组织致密且外观呈纤维状，龈缘常位于釉牙骨质界的冠方。这样的组织被认为是更能抵抗牙龈的退缩，且对退缩的治疗也更容易[20-21]。最近，De Rouck 等人[22] 将厚 – 扇形生物型确认为第三类，其特征是清晰且厚实的牙龈、细长的牙齿、狭窄的角化组织区和较高的扇形牙龈。一般来说，在人群中厚生物型比薄生物型更常见[14,22]。Kan 等人[23] 将牙龈厚度 ≤ 1mm 定义为薄生物型，将牙龈厚度 >1mm 定义为厚生物型。尽管如此，临床医生也应注意在临床实践中，组织生物型模式可能会随着牙列中位置的不同而不同。所以，临床医生可观察到在同一牙列中有厚型和薄型牙龈组织的混合存在。事实上，可在上颌尖牙区、下颌切牙区、尖牙区和第一前磨牙区观察到最薄的颊侧牙龈组织[24-25]。女性的牙龈组织比男性更薄[25]。

牙龈厚度的评估可通过直接视诊、牙周探针或针头的穿龈探诊、探针透色法、超声设备和锥形束计算机断层扫描（CBCT）等方法完成[26]。虽然临床常用视诊法来进行检查，但它对组织生物型的鉴别可能并无实用价值[27]。穿龈探诊是一种简单而有效的评估牙龈厚度的方法，但必须在局麻下进行[26]。CBCT 技术的缺点是拍片费用较高和辐射暴露的问题。同样，超声方法也需要额外的硬件支持，并且有报道其在获得可靠的测量数据方面有一定困难[28]。基于对牙周探针穿过龈缘的透明度的鉴别，是有一

表 1.1　薄 – 扇形生物型和厚 – 扁平生物型的特征（由 Esfahrood 等人改编[12]）

薄 – 扇形生物型	厚 – 扁平形生物型
脆弱的软组织	致密的纤维性组织
尖圆形软组织和骨轮廓	扁平的牙龈和骨轮廓
颊侧骨开裂和（或）骨穿通	颊侧牙槽骨较厚
角化牙龈狭窄	角化牙龈较宽
轻微的颈部凸起	明显的颈部凸起
邻牙接触区靠近切端	邻牙接触区宽且靠近根尖方
牙冠呈尖圆形	牙冠呈方圆形
易发生牙龈退缩	易形成牙周袋类牙周病

种简单且可重复的方法用以区分薄型和厚型牙龈[22,29]。如果牙周探针的轮廓可以通过牙龈看到，生物型被视作薄型；如果探针的轮廓不可见，则将其视为厚型。

1.1.4 显微解剖

牙龈由表层上皮和下层的结缔组织固有层组成。上皮可进一步分化为口腔上皮、龈沟上皮和结合上皮。

1.1.4.1 口腔上皮

口腔或表层上皮覆盖龈缘和附着龈的表面，从龈缘的顶端一直延伸到膜龈联合处。口腔上皮是一种角化或不全角化的复层鳞状上皮，由四层细胞组成：基底层、棘细胞层、颗粒层和角质层。口腔上皮为牙周组织提供保护，同时也是防止细菌感染和抵御外来刺激的屏障。

1.1.4.2 龈沟上皮

口腔龈沟上皮是口腔上皮在龈沟侧壁的延续。它覆盖了从游离龈缘顶部到结合上皮冠向末端的区域。组织学上，龈沟上皮由非角化的复层状鳞上皮组成。该组织薄且具有半透性，细菌刺激物可穿过它进入下层的结缔组织中[30-31]。

1.1.4.3 结合上皮

结合上皮是一种高度特化的结构，呈环形围绕着萌出牙的颈部。它从釉牙骨质界延伸到龈沟的底部。组织学上，结合上皮是一种非角化的复层鳞状上皮，细胞更新速率快。结合上皮与牙齿表面相附着，从而在下层结缔组织和口腔环境之间形成一层结构性屏障。此外，它还允许免疫系统的组成部分进入龈沟参与宿主防御[2,32]。

1.1.4.4 牙龈结缔组织

牙龈的结缔组织位于上皮层下方，也被称为固有层。牙龈结缔组织的主要成分包括胶原纤维、成纤维细胞、血管成分、神经和基质[32]。胶原纤维是结缔组织的主要组成部分（60%），且以不同的方向排列成纤维束[2,32]。这种排列紧密的胶原纤维束网提供了最冠向的结缔组织与牙齿表面的附着。纤维束支撑和加强了龈缘处结合上皮与牙齿的附着。此外，这种胶原纤维束体系是牙龈质地坚韧和具备一定抗力性的原因，是牙龈承受咀嚼应力的必要条件。

1.1.5 角化牙龈宽度

牙龈（角化组织）的作用是承受咀嚼时的摩擦力，并提供有效的保护防止细菌侵入。对于维持牙周健康和预防牙龈退缩是否需要一定量的角化组织的问题，多年来一直存在争议。Lang 和 Loe[33] 提出 2mm 的角化组织（包括 1mm 的附着龈）就足以维持牙龈健康。然而，之后的研究得出结论，在菌斑控制最佳的情况下，即使是极少量的角化组织也能维持牙周健康[34-35]。因此，附着龈狭窄或缺乏并不能成为进行牙龈增量的充分理由。然而，许多时候临床会出现菌斑的大量聚集，局部出现炎症和牙龈退缩。在这些病例中，建议获得最少 2mm 角化组织（包括 1mm 附着龈），以防止附着丧失和牙龈退缩[36]。因此，在设计修复体龈下边缘、可摘局部义齿卡环和唇侧正畸牙齿移动的情况下，可以采用软组织移植手术来增加角化组织量。此外，当存在狭窄且无附着的角化组织、退缩至膜龈联合以下的牙龈缺损、进行性牙龈退缩、牙龈退缩伴高位系带附着和持续性龈缘炎症时，可以考虑进行角化牙龈增量术[36,37]。

结 论

牙龈是牙周组织的一部分，它在牙齿颈部形成组织密封的同时覆盖牙槽突。从结构上看，它由上皮组织和结缔组织组成。牙龈组织的主要功能是为人体提供有效的保护，防止机械损伤和细菌入侵。牙龈组织的解剖学变化会影响临床治疗的结果，所以它对临床实践有重要意义。因此，临床医生在制订治疗计划时，对牙龈质和量的考虑是十分重要的。

参考文献

[1] AAP's Glossary of Periodontal Terms. American Academy of Periodontology, 2012. [2012] http://members.perio.org/libraries/glossary?ssopc=1.

[2] Schroeder HE, Listgarten MA. The gingival tissues: the architecture of periodontal protection. Periodontol, 2000, 1997, 13:91–120.

[3] Rothner JT, Saturen BB. The gingival sulcus: a clinical study of its depth. JPeriodontol,1954, 25:278–281.

[4] Gargiulo AW, Wentz FM, Orban B. Dimensions and relations of the dentogingival junction in humans. J Periodontol. 1961, 32:261–267.

[5] Fiorellini JP, Stathopoulou PG. Anatomy of the periodontium // Newmann MG, Takei H, Klokkevold PR, Carranza FA, editors. Carranza's clinical periodontology. 12th ed. St Louis: Saunders Elsevier, 2015: 10.

[6] Bowers GM. A study of the width of attached gingiva. J Periodontol, 1963, 34:201–209.

[7] Voigt JP, Goran ML, Flesher RM. The width of lingual mandibular attached gingiva. J Periodontol, 1978, 49:77–80.

[8] Prato GP, Rotundo R, Cortellini P, et al. Interdental papilla management: a review and classification of the therapeutic approaches. Int J Periodontics Restorative Dent, 2004, 24:246–255.

[9] Cohen B. Morphological factors in the pathogenesis of periodontal disease. Br Dent J, 1959, 107:31–39.

[10] Cohen B. Pathology of the interdental tissues. Dent Pract, 1959, 9:167–173.

[11] Fu JH, Yeh CY, Chan HL, et al. Tissue biotype and its relation to the underlying bone morphology. J Periodontol, 2010, 81:569–574.

[12] Esfahrood ZR, Kadkhodazadeh M, Talebi Ardakani MR. Gingival biotype: a review. Gen Dent, 2013, 61:14–17.

[13] Hwang D, Wang HL. Flap thickness as a predictor of root coverage: a systematic review. J Periodontol, 2006, 77:1625–1634.

[14] Zweers J, Thomas RZ, Slot DE, et al. Characteristics of periodontal biotype, its dimensions, associations and prevalence: a systematic review. J Clin Periodontol, 2014, 41:958–971.

[15] Weisgold AS. Contours of the full crown restoration. Alpha Omegan. 1977, 70:77–89.

[16] Olsson M, Lindhe J, Marinello CP. On the relationship between crown form and clinical features of the gingiva in adolescents. J Clin Periodontol, 1993, 20:570–577.

[17] Kao RT, Fagan MC, Conte GJ. Thick vs. thin gingival biotypes: a key determinant in treatment planning for dental implants. J Calif Dent Assoc, 2008, 36:193–198.

[18] Claffey N, Shanley D. Relationship of gingival thickness and bleeding to loss of probing attachment in shallow sites following nonsurgical periodontal therapy. J Clin Periodontol, 1986, 13:654–657.

[19] Sanavi F, Weisgold AS, Rose LF. Biologic width and its relation to periodontal biotypes. J Esthet Dent, 1998, 10:157–163.

[20] Olsson M, Lindhe J. Periodontal characteristics in individuals with varying form of the upper central incisors. J Clin Periodontol, 1991, 18:78–82.

[21] Pontoriero R, Carnevale G. Surgical crown lengthening: a 12-month clinical wound healing study. J Periodontol, 2001, 72:841–848.

[22] De Rouck T, Egbhali R, Collys K, et al. The gingival biotype revisited: transparency of the periodontal probe through the gingival margin as a method to discriminate thin from thick gingiva. J Clin Periodontol, 2009, 36:428–433.

[23] Kan JY, Morimoto T, Rungcharassaeng K, et al. Gingival biotype assessment in the esthetic zone: visual versus direct measurement. Int J Periodontics Restorative Dent, 2010, 30:237–243.

[24] Eger T, Müller HP, Heinecke A. Ultrasonic determination of gingival thickness. Subject variation and influence of tooth type and clinical features. J Clin Periodontol, 1996, 23:839–845.

[25] Müller HP, Heinecke A, Schaller N, et al. Masticatory mucosa in subjects with different periodontal phenotypes. J Clin Periodontol, 2000, 27:621–626.

[26] Ronay V, Sahrmann P, Bindl A, et al. Current status and perspectives of mucogingival soft tissue measurement methods. J Esthet Restor Dent, 2011, 23:146–156.

[27] Eghbali A, De Rouck T, De Bruyn H, et al. The gingival biotype assessed by experienced and inexperienced clinicians. J Clin Periodontol, 2009, 36:958–963.

[28] Müller HP, Barrieshi-Nusair KM, Könönen E. Repeatability of ultrasonic determination of gingival thickness. Clin Oral Investig, 2007, 11:439–442.

[29] Kan JY, Rungcharassaeng K, Umezu K, et al. Dimensions of peri-implant mucosa: an evaluation of maxillary anterior single implants in humans. J Periodontol, 2003, 74:557–562.

[30] Schwartz J, Stinson FL, Parker RB. The passage of tritiated bacterial endotoxin across intact gingival crevicular epithelium. J Periodontol, 1972, 43:270–276.

[31] Squier CA. Keratinization of the sulcular epithelium—a pointless pursuit? J Periodontol, 1981, 52:426–429.

[32] Hassell TM. Tissues and cells of the periodontium. Periodontol, 2000, 1993, 3:9–38.

[33] Lang NP, Löe H. The relationship between the width of keratinized gingiva and gingival health. J Periodontol, 1972, 43:623–627.

[34] Dorfman HS, Kennedy JE, Bird WC. Longitudinal evaluation of free autogenous gingivalgrafts. A four year report. J Periodontol, 1982, 53:349–352.

[35] Kennedy JE, Bird WC, Palcanis KG, Dorfman HS. A longitudinal evaluation of varying widths of attached gingiva. J Clin Periodontol, 1985,12:667–675.

[36] Scheyer ET, Sanz M, Dibart S, et al.Periodontal soft tissue non-root coverage procedures: a consensus report from the AAP Regeneration Workshop. J Periodontol, 2015, 86:S73–S76.

[37] John V, Langer L, Rasperini G, et al. Periodontal soft tissue non-root coverage procedures: practical applications from the AAP Regeneration Workshop. Clin Adv Periodont, 2015, 5:11–20.

第2章　牙龈退缩的分类

Adrian Kasaj

摘　要

　　牙龈退缩是许多患者的常见症状，临床表现为牙龈边缘向着釉牙骨质界（cementoenamel juction, CEJ）的根方移位。现已存在各种牙龈退缩缺损的分类系统，并对最终根面覆盖的结果作出预测。其中，Miller 分类仍是口腔医生和科研人员最常用的分类。本章节对各种牙龈退缩缺损的分类系统进行回顾，并探讨了它们各自的优点和局限性。

2.1　概　述

　　牙龈退缩是常见的临床问题，会导致患者牙根敏感，影响美观。在临床实践中，牙龈退缩的病例种类繁多，临床表现各异。因此，近几十年来，文献中提出了多个牙龈退缩缺损的分类体系[1-4]。这些分类的提出为牙龈退缩缺损提供了简短而有效的临床信息，并可帮助临床医生制定有效的治疗计划。此外，在临床试验中评估不同的根面覆盖术时，牙龈退缩缺损的正确分类显得尤为重要。因此，理想的牙龈退缩分类系统应基于对文献和实践基础上的临床和影像学特征，以及影响牙龈退缩缺损的治疗和预后的综合考虑。然而，鉴于牙龈退缩病损的复杂性，目前对于牙龈退缩的理想分类或牙龈退缩指数尚未达成共识。

2.2　牙龈退缩的分类

　　最早的一种牙龈退缩分类方法由 Sullivan 和 Atkins[1] 提出，他们将牙龈退缩分为四种形态类型：深 – 宽型、浅 – 宽型、深 – 窄型和浅 – 窄型。其中，深 – 宽型牙龈退

A. Kasaj, D.D.S., M.Sc., Ph.D.

Department of Operative Dentistry and Periodontology, University Medical Center of the Johannes Gutenberg-University Mainz, Mainz, Germany

e-mail: Kasaj@gmx.de

缩最难治疗，治疗预后最好的是浅 – 窄型牙龈退缩。虽然这种早期的分类有助于临床医生对牙龈退缩缺损进行分类，但对预测治疗结果却没有帮助。

Ariaudo[5]根据解剖学特征和治疗结果提出了牙龈退缩的三种类型。在第Ⅰ类中，牙根表面暴露而无牙周袋，可以达到完全根面覆盖。在第Ⅱ类退缩缺损中，牙根表面暴露且邻牙有轻度牙周袋，仅能达到最小量的根面覆盖。在第Ⅲ类中，牙根表面暴露且在受区和（或）邻牙有较深牙周袋，仅能达到最小量的根面覆盖。Mlinek 等人[6]根据牙龈缺损范围大小，将近远中径和 he 龈向径均小于 3mm 的牙龈退缩分为浅 – 窄型缺陷，而两个维度上都大于 3mm 的牙龈缺损为深 – 宽型。

1985 年，Miller[2]在一篇具有里程碑意义的文章里，将缺损深度与膜龈联合和齿间骨水平结合在一起，提出了四种不同类型的牙龈退缩分类（表 2.1）。当利用游离龈移植术进行根面覆盖时，可以使用这一分类预测最终的根面覆盖量。此后，这一分类被常规应用于评估不同类型根面覆盖术的效果。

Miller Ⅰ类和Ⅱ类病例缺损区邻牙间牙周支持均是完整的，两者唯一的区别是Ⅱ类龈缘退缩至膜龈联合处。根据 Miller 的总结，第Ⅰ类和第Ⅱ类病例可以通过良好的治疗实现完全的根面覆盖至釉牙骨质界处。在第Ⅲ类中，牙龈组织的退缩延伸或超过膜龈联合，邻牙间区域丧失牙周支持或伴发牙齿错位。在这类情况下，只可实现部分的根面覆盖。最后，在 Miller Ⅳ类中，牙龈退缩延伸至膜龈联合以下，并严重丧失邻牙间区域的牙周支持和（或）伴有牙齿错位，以至于无法预期根面覆盖的实现。目前，

表 2.1 牙龈退缩的 Miller 分类

第Ⅰ类		牙龈退缩未超过膜龈联合，无邻面骨或软组织的丧失。可实现完全的根面覆盖。
第Ⅱ类		牙龈退缩至或超过膜龈联合，无邻面骨或软组织的丧失。可实现完全的根面覆盖。
第Ⅲ类		牙龈退缩至或超过膜龈联合，伴邻面骨、软组织的丧失或牙齿移位。可实现部分的根面覆盖。
第Ⅳ类		牙龈退缩至或超过膜龈联合，伴严重的邻面骨、软组织的丧失和（或）牙齿移位。不能实现根面覆盖。

在全球的临床医生和科研人员中，Miller 分类仍然是针对牙龈退缩缺损使用最广泛的分类系统。Bertl 等人[7] 最近使用 200 张临床照片评估了 Miller 分类的可靠性，并发现不同检查者之间的结果有着高度的一致性。

然而，最近 Pini – Prato[8] 指出了 Miller 分类的一些不足之处。Miller 分类系统的一个主要缺点是它不适用于所有的牙龈退缩缺损。例如，有人提出，由于在牙根暴露的根尖方总是存有一定数量的角化组织，组织退缩不可能延伸到或超出膜龈联合（图 2.1），故难以区分 Miller Ⅰ 类和 Ⅱ 类。由此，有人建议第 Ⅰ 类和第 Ⅱ 类实际上代表一个类别。另外，伴有邻牙间牙周支持组织丧失的牙龈退缩，因未延伸到膜龈联合，所以不能定义为 Ⅰ 类或 Ⅲ 类（图 2.2）。在此分类系统中，未涵盖腭侧 / 舌侧的牙龈退缩，故也无法将其根据现有的分类进行鉴别（图 2.3）。此外，在第 Ⅲ 类和第 Ⅳ 类中，对于邻牙间的软 / 硬组织丧失也缺乏明确的评估标准。此外，将牙齿移位的程度归入牙龈退缩的分类中仍缺乏明确的指导。从预后的角度来看，第 Ⅲ 类缺损只可预期部分的根面覆盖效果。然而，在最近的一项研究中，Aroca 等人[9] 证明，使用改良的隧道技术加结缔组织移植可在 Ⅲ 类缺损中获得完全的根面覆盖。对于 Ⅳ 类牙龈退缩缺损，根面覆盖是不可预期的。少数病例数据的报道表明，尽管根面覆盖量是不可预期的，但这类型缺损可能通过治疗得到改善[10]。

随着时间的推移，相继出现其他几种分类系统。Smith[3] 提出了一种根据牙龈水平向和垂直向退缩程度计分的两位数退缩指数（IR）。水平向退缩（十位数）用 0 到 5 之间的数字记录 CEJ 暴露的比例，而垂直向退缩（个位数）用 0 到 9 之间的数字以记录牙龈退缩的毫米数。该指数还将对唇侧（F）和舌侧（L）表面的影响纳入记录。并用星号表示膜龈联合的受累。在记录磨牙牙龈退缩情况时，每个暴露的牙根都单独用

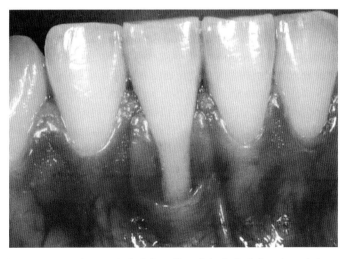

图 2.1 Miller 分类的局限性。牙龈退缩的牙齿通常只有极少量的角化组织存留，因此牙龈退缩无法延伸至或超过膜龈联合。所以，难以区分第 Ⅰ 类和第 Ⅱ 类

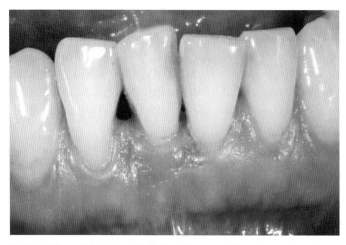

图 2.2 Miller 分类的局限性。伴邻牙间附着丧失的牙龈退缩未延伸至膜龈联合，故无法定义为第Ⅰ类或第Ⅲ类。

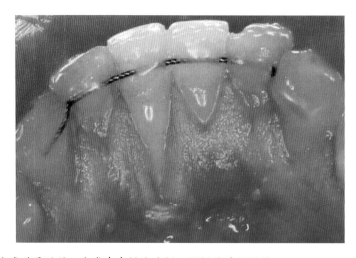

图 2.3 Miller 分类的局限性。分类中未描述舌侧／腭侧的牙龈退缩

数值记录。这一指数因为它在临床实践中的应用较为复杂，所以更适合用于横断面和纵向研究。

2010 年，Mahajan[11] 根据诊断和治疗牙龈退缩缺损的进展，提出了改良式的 Miller 分类。该分类将与膜龈联合有关的退缩程度与邻接区附着丧失的标准分开，同时建立了邻接区牙周支持的标准，用以区分第Ⅲ类和第Ⅳ类。另外，还建议将牙龈轮廓纳入治疗结果的预后评估中。由此，基于传统 Miller 分类的四个牙龈退缩类型根据上述因素得到了明确和完善。在第Ⅰ类中，牙龈退缩并没有延伸至膜龈联合，而在第Ⅱ类中，牙龈退缩到了膜龈联合处。第Ⅲ类包括牙龈退缩、邻接区骨或软组织丧失达牙根表面的颈 1/3 和（或）牙齿移位。第Ⅳ类则包括牙龈退缩、严重的邻接区骨或软组织丧失超过牙根表面的颈 1/3 和（或）严重的牙齿移位。根据 Mahajan 分类[11]，Ⅰ

类和 II 类缺损中较厚的牙龈轮廓具有最佳的治疗效果。Mahajan 分类系统随后在 26 名患者、共 175 例牙龈退缩进行了验证，结果显示检查者间对牙龈退缩评估具有的高度一致性 [12]。

Pini-Prato 等人 [13] 描述了一种牙龈退缩区牙齿表面缺损的分类系统（表 2.2）。考虑到颊侧表面 CEJ 的识别性（A：可识别，B：不可识别），以及颈部差异（台阶）的存在（+）或不存在（−），可观察到四种不同的情况（A+、A−、B+、B）。该分类系统经临床验证，并用 1010 例牙龈退缩来检验这四种类型的分布情况。在 46% 的牙龈退缩中，CEJ 是可识别的，而无任何的表面差异（A−），而 24% 的牙龈退缩其 CEJ 不可识别、且表面具有差异（B+）。在 15% 的牙龈退缩中，CEJ 是不可识别的，也无相关的台阶（B−），而 14% 的牙龈退缩表现为 CEJ 可识别、并与牙根表面缺损（A+）相关。该分类纳入了牙根表面的暴露情况，并可与牙周组织的分类结合使用，以获得对牙龈退缩区域的准确诊断，选择合适的治疗方法。

最近，Cairo 等人 [4] 以邻牙间临床附着水平作为标准（表 2.3），提出了一种新的牙龈退缩分类系统。这个系统确定了三种退缩类型。1 型牙龈退缩 （RT1）包括邻接区附着丧失的牙龈缺损。这类型的缺损通常与不良的刷牙方式导致的创伤有关，但多表现为健康的牙周组织。有邻接区附着丧失的牙龈退缩是 2 型牙龈退缩（RT2）缺损。邻接区附着丧失少于或等于颊侧附着丧失的牙龈退缩，提示在大多数情况下牙龈缺损与水平骨丧失有关。在 3 型牙龈退缩（RT3）中，邻接区附着丧失多于颊侧附着丧失，可能与邻接区的骨内缺损有关。因此，从 RT2 型和 RT3 型的特点可得知它们是由牙周病引起的退行性缺损。Cairo 等人 [4] 展示了该分类系统的高度可靠性，并建议使用邻接区附着水平来预测最终的根面覆盖效果。因此，与 RT2 型缺损相比，RT1 型缺损

表 2.2　基于牙龈退缩表面缺损的分类 [13]

类型	描述
A− 类	CEJ 可识别，无表面差异（台阶）
A+ 类	CEJ 可识别，有表面差异（颈部台阶 >0.5mm）
B− 类	CEJ 不可识别，无表面差异（台阶）
B+ 类	CEJ 不可识别，有表面差异（颈部台阶 >0.5mm）

表 2.3　基于邻接区 CAL 的牙龈退缩分类 [4]

类型	描述
1 型牙龈退缩（RT1）	牙龈退缩，无邻接区附着丧失
2 型牙龈退缩（RT2）	牙龈退缩，邻接区附着丧失少于或等于颊侧附着丧失
3 型牙龈退缩（RT3）	牙龈退缩，邻接区附着丧失多于颊侧附着丧失

在根面覆盖术后的平均覆盖量要更大 。

Kumar 和 Masamatti[14] 最近根据邻牙间龈乳头的位置和颊 / 舌 / 腭侧的退缩程度引入了一种新的牙龈退缩分类系统。 在此分类中，没有邻面骨或软组织丧失的退缩被视为Ⅰ类缺损，而Ⅱ类和Ⅲ类缺损为有 / 无组织退缩的邻面骨 / 软组织丧失有关。 Ⅰ类牙龈退缩又可根据龈缘相对于CEJ的位置关系分为两个亚类（Ⅰ–A类，Ⅰ–B类）。同样，Ⅱ类牙龈退缩又分为三个亚类（Ⅱ–A类，Ⅱ–B类，Ⅱ–C类），分别对有 / 无边缘组织退缩的临床情况进行了描述。 最后，根据边缘组织退缩的程度，将Ⅲ类进一步细分为两个亚类（Ⅲ–A类，Ⅲ–B类）。此分类进一步纳入了牙龈退缩缺损的具体位置——牙齿的唇侧（F）或舌侧（L）。此外，作者提出了一种单独的腭侧牙龈退缩分类系统。此后，Kumar 等人 [15] 根据 Kumar 和 Masamatti 标准以及 Miller 标准对 1089 例牙龈退缩缺损进行了分类，并比较两种分类系统的临床适用性。 研究结果表明，所有牙龈退缩都可以根据 Kumar 和 Masamatti 标准进行分类，而只有 34.61% 的病例可以根据 Miller 标准进行分类。 尤其是那些存在邻牙间附着丧失、龈缘位于膜龈联合冠向以及腭侧 / 舌侧的牙龈退缩的病例仍未能根据 Miller 分类进行描述。根据作者的说法，他们提出的分类系统可用于对牙龈退缩缺损进行分类，并可有助于改进 Miller 分类中存在的某些局限性。

毫无疑问，牙龈退缩是一种非常典型的临床症状。在日常临床实践和临床试验中，牙龈退缩分类都是非常重要的，它能够指导正确的诊断和预测最终的根面覆盖术结果。此外，适当的牙龈退缩缺损分类系统也可以便于口腔医生和患者之间的沟通。但必须指出的是，单一类型的牙龈退缩分类系统并不能成为预测最终根面覆盖术结果的唯一预后因素。其他与患者有关的（如吸烟），与牙齿 –/ 位点 – 有关的（如退缩深度、根面龋、系带附着、薄 / 厚的组织生物型）和与技术有关（例如临床医生的经验、组织瓣设计、关闭组织瓣时的张力）的预后因素都会影响根面覆盖手术治疗结果。因此，对最终根面覆盖结果的预测仍然是一个复杂的过程，应基于可靠的科学证据进行评估。

结 论

总而言之，在过去的几十年中，全球学者已经提出了几种不同的牙龈退缩分类系统。 其中，1985 年的 Miller 分类是在全世界范围内针对牙龈退缩缺损接受最广且最常用的分类方案。 但是，最近一些研究人员指出了 Miller 分类的一些局限性，并提出了克服这些问题的新分类系统。 尽管如此，到目前为止仍无证据表明某一种分类系统明显优于其他分类系统。

参考文献

[1] Sullivan HC, Atkins JH. Free autogenous gingival grafts. Ⅲ. Utilization of grafts in the treatment of gingival recession. Periodontics, 1968, 6:152–160.

[2] Miller PD. A classification of marginal tissue recession. Int J Periodontics Restorative Dent.1985（5）:9–13.

[3] Smith RG. Gingival recession. Reappraisal of an enigmatic condition and a new index for monitoring. J Clin Periodontol, 1997, 24:201–2015.

[4] Cairo F, Nieri M, Cincinelli S, et al. The interproximal clinical attachment level to classify gingival recessions and predict root coverage outcomes: an explorative and reliability study. J ClinPeriodontol, 2011, 38:661–666.

[5] Ariaudo AA. Problems in treating a denuded labial root surface of a lower incisor. J Periodontol, 1966, 37:274–278.

[6] Mlinek A, Smukler H, Buchner A. The use of free gingival grafts for the coverage of denuded roots. J Periodontol, 1973, 44:248–254.

[7] Bertl K, Ruckenbauer D, Müller-Kern M, et al. Inter- and intra-observer agreement on Miller's classification of gingival tissue recessions. Odontology. 2015（103）:292–300.

[8] Pini-Prato G. The Miller classification of gingival recession: limits and drawbacks. J Clin Periodontol, 2011, 38:243–245.

[9] Aroca S, Keglevich T, Nikolidakis D, et al. Treatment of class Ⅲ multiple gingival recessions: a randomized-clinical trial. J Clin Periodontol, 2010, 37:88–97.

[10] Chambrone L, Tatakis DN. Periodontal soft tissue root coverage procedures: a systematic review from the AAP regeneration workshop. J Periodontol, 2015, 86:S8–51.

[11] Mahajan A. Mahajan's modification of the Miller's classification for gingival recession. Dent Hypotheses, 2010, 1:45–50.

[12] Mahajan A, Kashyap D, Kumar A, et al. Reliability study of Mahajan's classification of gingival recession: a pioneer clinical study. J Indian Soc Periodontol, 2014, 18:38–42.

[13] Pini-Prato G, Franceschi D, Cairo F, et al. Classification of dental surface defects in areas of gingival recession. J Periodontol, 2010, 81:885–890.

[14] Kumar A, Masamatti SS. A new classification system for gingival and palatal recession. J Indian Soc Periodontol, 2013, 17:175–181.

[15] Kumar A, Gupta G, Puri K, et al. Comparison of theclinical applicability of Miller's classification system to Kumar and Masamatti's classification system of gingival recession. J Indian Soc Periodontol, 2015, 19:563–568.

第 3 章　牙龈退缩的病因和流行病学

Adrian Kasaj

摘　要

　　牙龈退缩是一个非常普遍的问题，它影响着世界各地所有年龄段的人群。在考虑牙龈退缩的治疗决策之前，需要确定导致临床病情发展的潜在病因。牙龈退缩的主要病因是牙菌斑引起的牙周炎症和不当刷牙习惯所引起的机械损伤。牙龈退缩的病因还包括其他易感因素及诱发因素。本章的目的是总结导致牙龈退缩的各种病因并描述不同人群中牙龈退缩的患病率。

3.1　概　述

　　牙龈退缩是常见病，临床表现具有较大差异。牙龈退缩的主要特征是牙龈的根向移位，进而导致根面暴露。一方面，许多患者可能有广泛的牙龈退缩，却没有意识到，也没有感受到任何症状。另一方面，许多患者可能感到牙龈退缩造成了美学问题，牙本质过敏或龋齿，担心牙齿脱落。通常，不管口腔卫生标准高或低的患者都可能罹患牙龈退缩。在口腔卫生好且无牙周病症状的患者中，牙龈退缩最常见于颊侧，且不伴邻面附着丧失。而由牙周病导致的牙龈退缩常常与邻面附着丧失有关，并且可能波及所有牙面。

　　成功预防和管理牙龈退缩的前提是对潜在病因的全面评估。因此，首先要鉴别并评估与牙龈退缩发展有关的病因。目前，导致牙龈退缩的确切机制尚未完全阐明，普遍认为牙龈退缩有多种病因，通常为多因素联合致病，这些病因可以大致分为易感因素和诱发因素。易感因素指有利于牙龈改建的局部解剖环境，而诱发因素则指有利于牙龈退缩的始发因素。

A. Kasaj, D.D.S., M.Sc., Ph.D.
Department of Operative Dentistry and Periodontology, University Medical Center of the
Johannes Gutenberg-University Mainz, Mainz, Germany
e-mail: Kasaj@gmx.de

3.2　牙龈退缩的易感因素

3.2.1　骨开裂 / 穿通

临床上，牙龈退缩常伴有牙槽骨缺损。牙槽骨开裂 / 穿通与牙龈退缩的发展密切相关 [1-2]。Bernimoulin 和 Curilovic[3] 在牙龈退缩区域行外科手术检查牙槽骨，发现牙龈退缩与潜在的骨开裂呈正相关。牙齿的解剖结构和位置也会影响牙槽骨的厚度，并使该位点更易患牙龈退缩 [4, 5]。然而，仅仅有这类牙槽骨形态缺损不一定导致牙龈退缩。事实上，许多骨开裂和骨穿通可能是在翻瓣手术中偶然发现的或者根本从未被发现。因此，多数情况下还伴有其他因素共同导致局部软组织的缺损。

3.2.2　牙龈组织量

多年来，人们认为存在一定量的角化组织对于维持牙周健康和防止软组织退缩至关重要（参见第 1 章）。然而，有证据表明，如果能控制创伤性刷牙及炎症的发生，角化组织的宽度其实并不是预防牙龈退缩的关键因素 [6-8]。因此，在预防牙龈退缩方面，牙龈的厚度比宽度更重要。的确，已有证据证明牙龈薄弱区域在牙菌斑诱发的炎症或创伤状态下容易发生牙龈退缩 [9]。Baker 和 Seymour [10] 认为，在薄龈组织中，局部炎症可能会破坏整个牙龈的结缔组织，从而导致边缘软组织的完全破坏。因此，菲薄易碎牙龈是牙龈退缩的解剖因素。

3.2.3　异常的系带附着

系带附着异常是导致牙龈退缩的另一个诱因。因此，系带附着过高可能会直接牵拉龈缘，也可能影响菌斑控制的效果（图 3.1）。但是，系带附着对牙龈边缘位置的

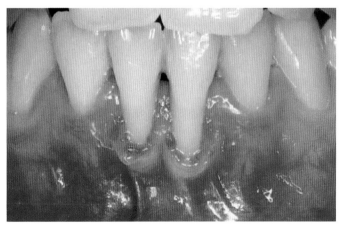

图 3.1　与系带附着过高相关的下颌中切牙的牙龈退缩。可见中切牙颊向移位，且暴露的根面下方的角化组织非常少

影响的报道结果却相互矛盾 [11- 12]。若系带附着过高，且局部前庭沟浅、角化组织量少，将会增加未来牙龈退缩的可能性。

3.3 牙龈退缩的诱发因素

3.3.1 刷牙创伤

尽管目前尚无确切证据，但创伤性刷牙被认为是导致牙龈退缩的重要原因之一 [13- 14]。与创伤性刷牙相关的牙龈退缩常发生于口腔卫生水平较高的患者的牙齿唇面，而舌面和邻面较不常见（图 3.2）。这类牙龈退缩特点为菌斑水平低，并可能与非龋性牙颈部病变有关（图 3.3）。Tezel 等人 [15] 发现，右利手人群的牙龈退缩出现在右下颌的前磨牙和尖牙区域。与之相似，左利手人群中，牙龈退缩更常见于左侧。因此，我们有理由认为刷牙习惯在牙龈退缩的发展中起到重要作用。已有研究表明，影响牙龈退缩的主要刷牙因素包括：简单的刷牙方法（水平刷牙）、刷牙频率、刷牙力度、

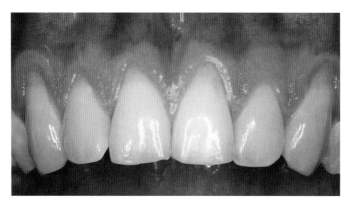

图 3.2 创伤性刷牙导致多颗牙牙龈退缩

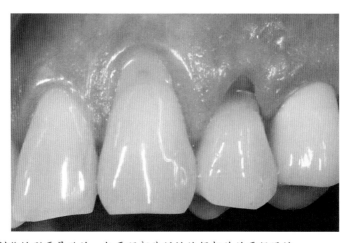

图 3.3 由持续创伤性刷牙导致的、与牙颈部非龋性缺损相关的牙龈退缩

刷牙时间、刷毛硬度、更换牙刷频率等[14,16-17]。最近的数据显示，使用电动牙刷和手动牙刷的患者其牙龈退缩在 3 年内没有差异[18]。

3.3.2　口腔穿刺饰品

在过去的几年里，口腔穿刺饰品在青少年和青壮年中越来越受欢迎。Hennequin-hoenderdos 等人[19]报告了年轻人口腔和口周穿刺饰品的发生率为 5.2%，主要以女性为主。最常见的部位为舌，其次为唇。唇和舌的穿刺饰品与牙龈退缩的发展高度相关[20-21]。在最近的一项系统评价中，唇部穿刺饰品者的牙龈退缩发生率为 50%，舌部穿刺饰品者为 44%[21]。唇部穿刺饰品者牙龈退缩的可能性为没有嘴唇穿刺饰品者的 4.14 倍。舌穿刺饰品者牙龈退缩的患病风险是无穿刺饰品者的 2.77 倍。因此，口腔穿刺饰品应被视作机械刺激直接损伤牙龈的主要风险。

3.3.3　龈下修复体 / 局部义齿

修复体边缘在位于龈下被认为是导致牙龈退缩的另一个潜在病因。龈下修复体边缘可能直接损伤牙周组织，从而导致牙周改建[22]，或者可能促进龈下菌斑的堆积，从而导致炎症反应和牙龈退缩[23-24]（图 3.4）。Orkin 等人[25]证明，有龈下修复体边缘的牙发生牙龈退缩的风险要比未行牙体预备的对侧牙高 2.65 倍。此外，有证据表明修复体边缘位于龈下且角化组织窄（<2mm）的牙比修复体边缘位于龈下但角化组织宽的牙更容易出现牙龈炎症[26]。Koke 等人的研究[27]表明，龈下修复体边缘会造成附着丧失和牙龈退缩，而牙龈狭窄的牙位更容易出现牙龈退缩。当然，足量的角化组织并不一定意味着组织厚度足以抵抗菌斑诱发的炎症或龈下修复体相关创伤。在放置龈下修复体之前，临床医生可以考虑在牙龈少或缺失的位点行牙龈组织增量[28]。

多项研究表明，佩戴可摘局部义齿可能会影响包括牙龈退缩患病率在内的牙周状况[29-32]。可摘局部义齿与牙龈退缩之间的关联与组织直接损伤和菌斑堆积诱发的炎症

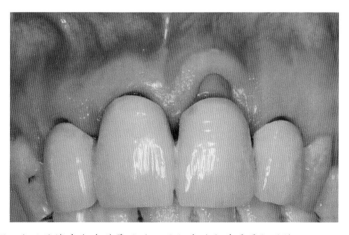

图 3.4　牙冠外形不当及边缘密合度差导致的不同程度的上前牙牙龈退缩

相关[2]。因此，Zlataric 等人[32]证明，佩戴可摘局部义齿患者的基牙与其余牙相比，具有更高的菌斑指数，更严重的牙龈炎症和牙龈退缩。同样，Yeung 等人[31]报道了佩戴可摘局部义齿的患者牙龈退缩的患病率较高，尤其是在与义齿邻近（3mm 以内）的牙龈表面。笔者认为，对于佩戴可摘局部义齿的患者，尤其需要定期进行口腔卫生强化，牙周洁治等预防措施。

3.3.4 创伤性深覆𬌗

严重的咬合创伤是另一个与牙龈退缩相关的因素。在某些情况下，深覆𬌗可能造成牙切缘对软组织的直接损伤，进而导致牙龈退缩[2, 33]。这可能表现为下切牙唇侧和（或）上切牙腭侧的牙龈退缩，并且主要与严重的Ⅱ类 2 分类错𬌗畸形相关[33]。有证据表明正畸治疗可以成功解决深覆𬌗患者下颌切牙的牙龈退缩[34]。

3.3.5 自我损害

牙龈的创伤性损害也可能导致牙龈退缩。报道显示，局部应用可卡因、将鼻烟置于前庭沟、使用牙线不当、咬指甲、异物撞击也有可能导致牙龈退缩[35-37]（图 3.5）。

3.3.6 正畸治疗

另一个与牙龈退缩相关的重要因素是正畸治疗。Renkema 等人[38]的最新研究报道称：与对照组相比，正畸患者牙龈退缩的总体比值比为 4.48。此外，研究发现，下颌切牙似乎最容易发生牙龈退缩。

正畸治疗可以通过多种方式影响牙龈退缩的进展。只要牙齿在骨弓轮廓移动，就几乎没有发生牙龈退缩的风险[39]。但是，若牙齿的唇向移位超出了骨弓轮廓，就有可能会导致骨开裂伴颊侧 / 唇侧牙龈组织量减少，从而成为牙龈退缩的诱因[39-41]（图 3.6，图 3.7）。在这种情况下，骨开裂上方被覆的软组织的厚度（体积）是预测正畸治疗期间或完成治疗后牙龈退缩的重要因素。缺乏牙槽骨支持的边缘菲薄的软组织被认为

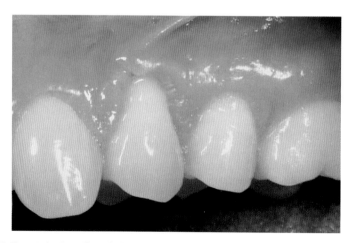

图 3.5 牙线创伤导致上颌左侧第一前磨牙局部牙龈退缩

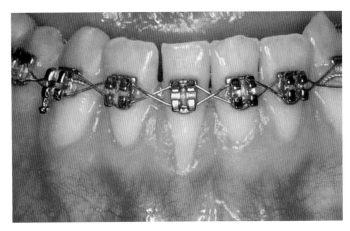

图 3.6 正畸治疗期间出现下颌中切牙局部牙龈退缩。可见缺损下方缺乏角化组织及附着组织

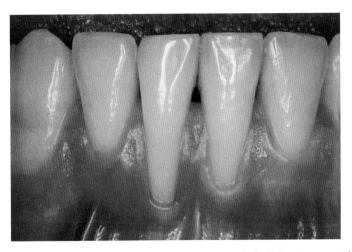

图 3.7 正畸后下颌中切牙牙龈退缩。在暴露的根面根方可见菲薄的牙龈组织及狭窄的角化组织

更容易受到机械刺激和炎症的影响,因而牙龈退缩的风险更大。实际上,Wenström 等人[9]证明:在有炎症的位点,牙齿正畸移动过程中牙龈退缩发展的决定因素是组织厚度而不是角化组织宽度。因此,若牙齿移动趋势会减少牙龈厚度,在正畸牵引前应考虑先行牙龈组织增量手术[42]。

正畸矫治器可以施加直接的机械刺激,或作为菌斑滞留区,来加剧牙龈退缩的进展[43]。实际上,Klukowska 等人[44]证明在接受固定矫正治疗的患者中,平均菌斑覆盖率为42%。使用粘接式正畸保持器也可能影响牙龈退缩的进展。有研究证明,正畸后固定保持器与牙龈退缩,菌斑滞留和探诊出血的发生率增加相关[45]。此外,与切向放置的固定器相比,龈向放置的粘接保持器会导致更大程度的牙龈退缩和炎症。

3.3.7　菌斑诱导的牙周炎症

牙菌斑引起的牙周炎症也可能导致牙龈退缩[46]（图 3.8）。在有牙周疾病的患者中，菌斑生物膜诱导的炎症反应会导致结缔组织附着丧失，也有可能表现出牙龈退缩[2, 46]。Yoneyama 等人[47]报道称，随着年龄的增长，破坏性牙周疾病的主要特征为附着丧失和牙龈退缩。Van der Velden 等人[48]证明牙龈退缩与牙周炎严重程度相关。同样，Sarfati 等人[49]发现牙龈出血与牙龈退缩的严重程度相关。值得注意的是，炎性牙周疾病导致的牙龈退缩与邻面附着丧失有关，并且可能累及所有牙面（图 3.8）。但是，牙龈退缩有可能仅由菌斑诱发的炎症导致，仅仅波及牙齿的颊侧[50-51]。

牙周疾病的治疗也有可能导致牙龈退缩。某些牙周治疗方法的确有可能在炎症消退后导致牙龈明显退缩。并且，有证据表明非手术和手术牙周治疗将在愈合期间导致不同程度的牙龈退缩[52]。

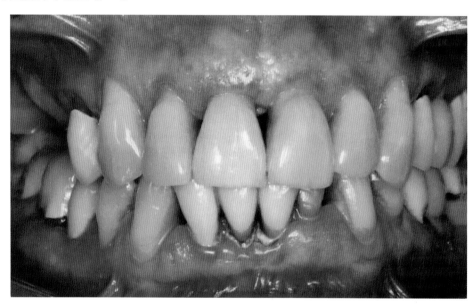

图 3.8　慢性牙周炎导致广泛的牙龈退缩。 可见牙龈退缩影响了颊面，舌面和邻面，严重的可见根面环形暴露

3.3.8　单纯疱疹病毒（Herpes Simplex Virus, HSV）感染

最近，有报道称单纯疱疹病毒 1 型（HSV-1）感染可能导致牙龈退缩[53]。多颗牙快速出现牙龈退缩并伴随边缘性龈炎及水疱形成。健康的牙龈组织在数小时内被彻底破坏。此外，病变常伴有疼痛，发热和局部淋巴结肿大。

3.3.9　吸　烟

与牙龈退缩有关的另一个因素是吸烟。一些研究表明吸烟确实与牙龈退缩的发生率正相关[54-56]。但确切的作用机制尚不明确。此外，对健康的年轻人进行的为期 6 个月的随访研究未能证实吸烟者牙龈退缩的风险增加[57]。

3.4　牙龈退缩的患病率

　　牙龈退缩是牙周疾病的特征之一，也是影响口腔健康的重要因素。正如一些流行病学调查的结果显示 [49, 58-60]：牙龈退缩在全世界各种人群中都很普遍。根据人群和分析方法的不同，这些研究中牙龈退缩的患病率是 50% ~100%。牙龈退缩的患者年轻个体较少，并随着年龄的增长而增加 [56, 59]。此外，男性的牙龈退缩患病率较女性高 [56, 61]。在口腔卫生良好和口腔卫生标准较差的人群中都可见牙龈退缩 [58]。Albandar 和 Kingman[59] 发现，在美国成年人中，≥1mm 的牙龈退缩患病率为 58%，平均每人涉及 22.3% 的牙齿。在法国的 2074 人中进行的一项横断面调查显示，年龄在 35~65 岁的受试者中 84.6% 至少有一颗牙存在牙龈退缩 [49]。有四分之三（76.9%）的受试者牙龈退缩深度介于 1~3 mm，而只有 1.8% 的受试者有严重的退缩（≥6 mm）。此外，据观察，大多数牙龈退缩缺损属于 Miller Ⅰ 级或 Ⅱ 级，并且所有牙齿均受到影响。Susin 等人 [56] 报道在巴西人口中牙龈退缩的患病率很高，超过一半（51.6%）的人牙龈退缩 ≥3mm。在新西兰，超过 70% 的成年受试者有一颗或多颗牙牙龈退缩 ≥1 mm [60]。一项对意大利口腔医学生进行的为期 5 年随访的研究发现，至少有一颗牙存在颊侧牙龈退缩的受试者从基线时的 47.8% 增加到第二次检查时的 82.6% [62]。此外，在研究期间，牙龈退缩的总人数增加了一倍。据 Matas 等人 [63] 报告西班牙牙医中牙龈退缩的患病率为 85%，且在十年后患病率未变化。但是，每位受试者的平均牙龈退缩牙数和平均退缩高度在 10 年中有所增加。

　　总体而言，现有数据表明，牙龈退缩是一种几乎影响了全世界所有人口的普遍性疾病。较高的患病率表明，认识并掌握牙龈病变的诊断是成功控制牙龈退缩的第一步。

结　论

　　牙龈退缩在口腔卫生标准良好或较差的患者中都很常见。根据牙龈退缩的高度和严重程度，可能会表现为美观问题，过敏、根面龋引起患者对牙齿脱落的担忧。在为患者制定适当的治疗计划之前，应当确定并尽可能改变与牙龈退缩相关的病因。尽管有报道称多种因素及状况与牙龈退缩有关，但最常见的两种病因是机械性创伤和牙菌斑诱发的炎症，前者包括刷牙过于用力。因此，临床医生应考虑采取各种干预措施，旨在改善或减少易感患者的组织创伤和（或）炎症，以防止牙龈退缩。

参考文献

[1] Löst C. Depth of alveolar bone dehiscences in relation to gingival recessions. J Clin Periodontol, 1984, 11:583–589.

[2] Tugnait A, Clerehugh V. Gingival recession—its significance and management. J Dent, 2001, 29:381–394.

[3] Bernimoulin J, Curilovic Z. Gingival recession and tooth mobility. J Clin Periodontol, 1977, 4:107–114.

[4] Modéer T, Odenrick L. Post-treatment periodontal status of labially erupted maxillary canines. Acta Odontol Scand, 1980, 38:253–256.

[5] Olsson M, Lindhe J. Periodontal characteristics in individuals with varying form of the upper central incisors. J Clin Periodontol, 1991, 18:78–82.

[6] Dorfman HS, Kennedy JE, Bird WC. Longitudinal evaluation of free autogenous gingival grafts. J Clin Periodontol, 1980, 7:316–324.

[7] Dorfman HS, Kennedy JE, Bird WC. Longitudinal evaluation of free autogenous gingival grafts. A four year report. J Periodontol, 1982, 53:349–352.

[8] Wennström JL. Lack of association between width of attached gingiva and development of soft tissue recession. A 5-year longitudinal study. J Clin Periodontol, 1987, 14:181–184.

[9] Wennström JL, Lindhe J, Sinclair F, et al. Some periodontal tissue reactions to orthodontic tooth movement in monkeys. J Clin Periodontol, 1987, 14:121–129.

[10] Baker DL, Seymour GJ. The possible pathogenesis of gingival recession. A histological study of induced recession in the rat. J Clin Periodontol, 1976, 3:208–219.

[11] Stoner JE, Mazdyasna S. Gingival recession in the lower incisor region of 15-year-old subjects. J Periodontol, 1980, 51:74–76.

[12] Powell RN, McEniery TM. Disparities in gingival height in the mandibular central incisor region of children aged 6–12 years. Community Dent Oral Epidemiol, 1981, 9:32–36.

[13] Litonjua LA, Andreana S, Bush PJ, et al. Toothbrushing and gingival recession. Int Dent J, 2003, 53:67–72.

[14] Heasman PA, Holliday R, Bryant A, et al. Evidence for the occurrence of gingival recession and non-carious cervical lesions as a consequence of traumatic toothbrushing. J Clin Periodontol, 2015,42（Suppl 16）:S237–55.

[15] Tezel A, Canakçi V, Ciçek Y, et al. Evaluation of gingival recession in left- and righthanded adults. Int J Neurosci, 2001, 1101:135–146.

[16] Rajapakse PS, McCracken GI, Gwynnett E, et al. Does tooth brushing influence the development and progression of non-inflammatory gingival recession? A systematic review. J Clin Periodontol, 2007, 34:1046–1061.

[17] Sanz M, Bäumer A, Buduneli N, et al. Effect of professional mechanical plaque removal on secondary prevention of periodontitis and the complications of gingival and periodontal preventive measures: consensus report of group 4 of the 11th European Workshop on periodontology on effective prevention of periodontal and peri-implant diseases. J Clin Periodontol, 2015, 42（Suppl 16）:S214–220.

[18] Dörfer CE, Staehle HJ, Wolff D. Three-year randomized study of manual and power toothbrush effects on pre-existing gingival recession. J Clin Periodontol, 2016, 43:512–519.

[19] Hennequin-Hoenderdos NL, Slot DE, Van der Weijden GA. The prevalence of oral and perioral piercings in young adults: a systematic review. Int J Dent Hyg, 2012, 10:223–228.

[20] Plessas A, Pepelassi E. Dental and periodontal complications of lip and tongue piercing: prevalence and influencing factors. Aust Dent J, 2012, 57:71–78.

[21] Hennequin-Hoenderdos NL, Slot DE, Van der Weijden GA. The incidence of complications associated with lip and/or tongue piercings: a systematic review. Int J Dent Hyg, 2016, 14:62–73.

[22] Donaldson D. The etiology of gingival recession associated with temporary crowns. J Periodontol, 1974, 45:468–471.

[23] Valderhaug J. Periodontal conditions and carious lesions following the insertion of fixed prostheses: a 10-year follow-up study. Int Dent J, 1980, 30:296–304.

[24] Padbury A Jr, Eber R, Wang HL. Interactions between the gingiva and the margin of restorations. J Clin Periodontol, 2003, 30:379–385.

[25] Orkin DA, Reddy J, Bradshaw D. The relationship of the position of crown margins to gingival health. J Prosthet Dent, 1987, 57:421–424.

[26] Stetler KJ, Bissada NF. Significance of the width of keratinized gingiva on the periodontal status of teeth with submarginal restorations. J Periodontol, 1987, 58:696–700.

[27] Koke U, Sander C, Heinecke A, et al. A possible influence of gingival dimensions on attachment loss and gingival recession following placement of artificial crowns. Int J Periodontics Restorative Dent. 2003, 23:439–445.

[28] Kim DM, Neiva R. Periodontal soft tissue non-root coverage procedures: a systematic review from the AAP Regeneration Workshop. J Periodontol, 2015, 86:S56–72.

[29] Wright PS, Hellyer PH. Gingival recession related to removable partial dentures in older patients. J Prosthet Dent, 1995, 74:602–607.

[30] do Amaral BA, Barreto AO, Gomes Seabra E, et al. A clinical follow-up study of the periodontal conditions of RPD abutment and non-abutment teeth. J Oral Rehabil, 2010, 37:545–552.

[31] Yeung AL, Lo EC, Chow TW, et al. Oral health status of patients 5–6 years after placement of cobalt-chromium removable partial dentures. J Oral Rehabil, 2000, 27:183–189.

[32] Zlataric DK, Celebic A, Valentic-Peruzovic M. The effect of removable partial dentures on periodontal health of abutment and non-abutment teeth. J Periodontol, 2002, 73:137–144.

[33] Beddis HP, Durey K, Alhilou A, et al. The restorative management of the deep overbite. Br Dent J, 2014, 217:509–515.

[34] Pini-Prato GP, Cozzani G, Magnani C, et al. Healing of gingival recession following orthodontic treatment: a 30-year case report. Int J Periodontics Restorative Dent, 2012, 32:23–27.

[35] Kapila YL, Kashani H. Cocaine-associated rapid gingival recession and dental erosion. A case report. J Periodontol, 1997, 68:485–488.

[36] Rawal SY, Claman LJ, Kalmar JR, et al. Traumatic lesions of the gingiva: a case series. J Periodontol, 2004, 75:762–769.

[37] Gravitis K, Daley TD, Lochhead MA. Management of patients with foreign body gingivitis: report of 2 cases with histologic findings. J Can Dent Assoc, 2005, 71:105–109.

[38] Renkema AM, Fudalej PS, Renkema AA, et al. Gingival labial recessions in orthodontically treated and untreated individuals: a case-control study. J Clin Periodontol, 2013, 40:631–637.

[39] Johal A, Katsaros C, Kiliaridis S, et al. State of the science on controversial topics: orthodontic therapy and gingival recession（a report of the Angle Society of Europe 2013 meeting）. Prog Orthod, 2013, 14:16.

[40] Steiner GG, Pearson JK, Ainamo J. Changes of the marginal periodontium as a result of labial tooth movement in monkeys. J Periodontol, 1981, 52:314–320.

[41] Wennström JL. Mucogingival therapy. Ann Periodontol, 1996, 1:671–701.

[42] Kloukos D, Eliades T, Sculean A, et al. Indication and timing of soft tissue augmentation at maxillary and mandibular incisors in orthodontic patients. A systematic review. Eur J Orthod, 2014, 36:442–449.

[43] Meeran NA. Iatrogenic possibilities of orthodontic treatment and modalities of prevention. J Orthod Sci, 2013, 2:73–86.

[44] Klukowska M, Bader A, Erbe C, et al. Plaque levels of patients with fixed orthodontic appliances measured by digital plaque image analysis. Am J Orthod Dentofac Orthop, 2011, 139:e463–470.

[45] Levin L, Samorodnitzky-Naveh GR, Machtei EE. The association of orthodontic treatment and fixed retainers with gingival health. J Periodontol, 2008, 79:2087–2092.

[46] Joshipura KJ, Kent RL, DePaola PF. Gingival recession: intra-oral distribution and associated factors. J Periodontol, 1994, 65:864–871.

[47] Yoneyama T, Okamoto H, Lindhe J, et al. Probing depth, attachment loss and gingival recession. Findings from a clinical examination in Ushiku, Japan. J Clin Periodontol, 1988, 15:581–591.

[48] Van der Velden U, Abbas F, Armand S, et al. Java project on periodontal diseases. The natural development of periodontitis: risk factors, risk predictors and risk determinants. J Clin Periodontol, 2006, 33:540–548.

[49] Sarfati A, Bourgeois D, Katsahian S, et al. Risk assessment for buccal gingival recession defects in an adult population. J Periodontol, 2010, 81:1419–1425.

[50] Zucchelli G, Mounssif I. Periodontal plastic surgery. Periodontol 2000, 2015, 68:333–368.

[51] van Palenstein Helderman WH, Lembariti BS, van der Weijden GA, et al. Gingival recession and its association with calculus in subjects deprived of prophylactic dental care. J Clin Periodontol, 1998, 25:106–111.

[52] Isidor F, Karring T, Attström R. The effect of root planing as compared to that of surgical treatment. J Clin Periodontol, 1984, 11:669–681.

[53] Prato GP, Rotundo R, Magnani C, et al. Viral etiology of gingival recession. A case report. J Periodontol, 2002, 73:110–114.

[54] Albandar JM, Streckfus CF, Adesanya MR, et al. Cigar, pipe, and cigarette smoking as risk factors for periodontal disease and tooth loss. J Periodontol, 2000, 71:1874–1881.

[55] Calsina G, Ramón JM, Echeverria JJ. Effects of smoking on periodontal tissues. J Clin Periodontol, 2002, 29:771–776.

[56] Susin C, Haas AN, Oppermann RV, et al. Gingival recession: epidemiology and risk indicators in a representative urban Brazilian population. J Periodontol, 2004, 75:1377–1386.

[57] Müller HP, Stadermann S, Heinecke A. Gingival recession in smokers and non-smokers with minimal periodontal disease. J Clin Periodontol, 2002, 29:129–136.

[58] Löe H, Anerud A, Boysen H. The natural history of periodontal disease in man: prevalence, severity, and extent of gingival recession. J Periodontol, 1992, 63:489–495.

[59] Albandar JM, Kingman A. Gingival recession, gingival bleeding, and dental calculus in adults 30 years of age and older in the United States, 1988–1994. J Periodontol, 1999, 70:30–43.

[60] Thomson WM, Hashim R, Pack AR. The prevalence and intraoral distribution of periodontal attachment loss in a birth cohort of 26-year-olds. J Periodontol, 2000, 71:1840–1845.

[61] Toker H, Ozdemir H. Gingival recession: epidemiology and risk indicators in a university dental hospital in Turkey. Int J Dent Hyg, 2009, 7:115–120.

[62] Daprile G, Gatto MR, Checchi L. The evolution of buccal gingival recessions in a student population: a 5-year follow-up. J Periodontol, 2007, 78:611–614.

[63] Matas F, Sentis J, Mendieta C. Ten-year longitudinal study of gingival recession in dentists. J Clin Periodontol, 2011, 38:1091–1098.

第4章 牙龈退缩：临床检查与诊断

Corinna Bruckmann, Gernot Wimmer

摘 要

　　本章为日常口腔诊疗提供了一种可操作的诊断方法。牙龈退缩在临床中非常普遍，随着年龄增长，其发生率及严重程度也会增加。

　　当观察到牙龈退缩时，口腔科医生需要采取一个系统化的流程来收集诊断信息。鉴于牙龈退缩这一表象的背后可能有好几种病因，对口腔科医生来说，最重要的是能够整合既往的、临床的、影像学的症状和体征，再结合实验室检查判断可能的病因。这一过程不仅仅有助于鉴别诊断，还有助于评估潜在的治疗决策及其必要性。对软组织尺寸的评估也非常必要，这将帮助医生可以定性、定量地对牙周、充填、修复、正畸、种植以及终身维护过程中的软组织动态变化进行监测。医生应当有能力辨别牙龈退缩的潜在易感因素及诱发因素，评估可能存在的危险因素，判定愈合潜能，并为下一步的医疗决策打下坚实的基础。

　　相关定义请参阅第1章。

4.1　主诉、就诊或转诊的具体原因

　　了解患者：确保你了解患者的需求、期望以及担忧。初诊时沟通不充分可能引起纠纷甚至法律问题。

- 患者的主诉是什么？

　　注意：许多患者主诉是牙龈萎缩，实际上在担忧牙齿脱落。

- 患者是否感到疼痛，是否抱怨牙齿/牙根敏感？

C. Bruckmann, M.D., M.Sc.

Division of Conservative Dentistry and Periodontology, School of Dentistry,
Medical University of Vienna, Vienna, Austria
e-mail: corinna.bruckmann@meduniwien.ac.at

G. Wimmer, M.D., Ph.D.

Department of Dentistry and Maxillofacial Surgery, Division of Prosthodontics, Restorative
Dentistry and Periodontology, Medical University of Graz, Graz, Austria

• 患者主观上觉得美观有多相关／重要？是否抱怨露龈笑／牙体变色／黑三角？

注意：评价患者主观感受，使用视觉模拟量表（VAS）可能有效[1]。

• 这个问题是患者自己注意到的，还是由他人提醒才注意到的？

• 是否起病初期就很严重？病程是否迁延不愈？是否有（记录在案的）病情发展？发展的时间线是怎样的？

注意：如果是由他人提醒才注意到的，患者常常感觉症状发生在"一夜之间"。

4.1.1 全身病史

背景：一些全身性疾病与口腔症状相关[2]，许多药物也可以造成类似于牙龈炎／牙周炎的症状[3]。需要确认患者诉说的疾病和用药一致。未经控制的糖尿病是牙周炎的重要危险因素。年龄、性激素水平变化（例如：青春期、孕期、经期），以及压力（例如：工作、经济、家庭因素）也会影响口腔状况。经常饮酒可能会对牙周组织以及治疗的依从性造成负面影响。

评估牙龈退缩尤为重要的问诊项目罗列如下：

• 烟草（持续时间、每日消耗量）：对诊断非常重要（吸烟患者牙龈明显出血的情况一般较少），吸烟引起牙龈退缩风险，影响创口愈合[4]。

• 饮食习惯：暴露的根面导致患龋风险增加。是否有饮食引起的酸蚀（牙齿过敏，磨损）[5]？

• 娱乐性用药（可卡因、冰毒、无烟烟草、伯特利坚果等）对口内局部组织有直接的影响，是致龋因素之一（减少唾液流量），还可能导致患者对口腔健康的忽视[6]。

4.1.2 口腔病史

全面了解患者的口腔病史是需要的，因为既往（牙科）治疗也可能造成现有的口腔问题，以前的 X 光片、照片、石膏模型都有助于判断病程发展。

• 过去的正畸治疗可能导致现在的牙龈退缩。

• 口腔矫治器（可摘局部义齿／义齿卡环、咬合板、活动正畸、阻鼾器，等等）可能影响牙周组织。

• 牙周炎或急性坏死性溃疡性牙龈炎、牙周炎病史（NUG/NUP）或创伤（机械／化学）都有可能造成软组织丧失、对硬组织的附着丧失（尤其是双颌）[7]。

• 牙周治疗或外科手术可能导致软组织退缩。

• 前牙的牙科美学治疗／夹板／前牙充填治疗可能掩盖前牙移位／病理性迁移／软组织退缩的症状。

• 口腔（卫生）习惯

– 口腔卫生用品、牙膏及漱口水、使用次数／时间

– 咬指甲／咬笔／人为损伤[8]

4.2　临床检查

为了排除其他疾病，应该进行彻底的影像学检查，但目前先进的影像学检查尚未得到充分利用。对可能有进展性病损、疼痛的区域，要在充足照明，吸唾及压缩空气吹干下进行充分的组织视诊和触诊，排查炎症。全身性疾病可能导致口腔症状。急性无痛性病变需要考虑恶性肿瘤。肌肉，颊部，舌，唾液腺、口底、咽喉后部和扁桃体等软组织也应该纳入系统检查。所有患者都应该筛查牙周病[9]。

评估致病因素与目前软组织/骨缺损的相关性，明确易感因素与诱发因素。在患者日后的治疗中需要强调对这些因素的管理（表 4.1）（易于改变的因素以 * 标注）。在患者管理中，用参数明确牙周生物型非常重要，这些参数包括牙龈厚度（GT）、牙齿尺寸（TD）、角化组织量（KT）和骨形态[14]。

4.2.1　美学评估

注意：鉴于神经症与面貌、身体的总体满意度存在显著相关性，客观和主观美学评估的结果可能不一致[15]。但仍然应该实施并记录对口腔协调性和对称性的基本评估。面部对称、安氏分类、咬合、错𬌗、息止𬌗位、功能𬌗位、微笑位的唇部轮廓都是红/白美学的重要考量参数。虽然微笑时露龈程度并不是最重要的美学问题，但软组织与牙齿和唇部的匹配程度仍然值得关注，因为对于高笑线患者，不一致的牙龈轮廓会更加引人注目[16]。

表 4.1　牙龈退缩的易感因素与诱发因素[10–13]

易感因素	诱发因素
牙齿错位/倾斜	* 菌斑，菌斑引发的炎症：牙龈炎，牙周炎
牙龈生物型 　薄型 　功能不调：角化龈/附着龈的质与量	* 牙结石
系带牵拉/肌肉附着/肌肉不平衡/前庭沟浅	* 创伤：机械，化学，热 吸烟 过度刷牙/牙线清洁 穿孔（装饰性） 口腔习惯 深覆𬌗
骨开裂	医源性： 正畸牵引牙齿移动 龈下修复体边缘 口腔外科 密合度不佳的修复体/假牙

4.2.2 黏 膜

充分检查是否有足够湿润，是否有色素沉着、病变或增生。口疮常继发于药物治疗（如非甾体抗炎药）、压力或者白塞氏病。颜色改变[17]：黏膜苍白可能伴发于贫血，色素沉着可能与种族、烟草、饮食、药物、疾病或综合征有关。血肿、静脉曲张和瘀点也可能造成着色外观。黏膜可见的弥漫性肿胀和鹅卵石样变提示克罗恩病，口腔症状甚至可能先于肠道症状出现。

应特别注意：

• 前庭沟深度：是否有足够的空间进行口腔卫生措施。

• 系带：系带附着过高可能造成牵拉。

• 瘢痕组织可能会产生张力。

• 口腔穿刺饰品：口内部件（唇环、舌环、舌钉等）与牙龈的相对位置[18]。

4.2.3 牙 龈

排查牙龈炎及牙周炎，评估牙龈颜色、轮廓、质地和肿胀程度。观察牙龈颜色是否与患者口内颜色、肤色一致（膜龈联合不调、汞合金印迹、恶性肿瘤）。牙龈肥大/增生可能与药物相关；剥脱性龈炎常见于扁平苔藓、系统性红斑狼疮、天疱疮、类天疱疮、苔藓样反应[19]。

评估牙周生物型[20]：仅凭肉眼判断牙龈厚度是不可靠的[21]，应观察牙周探针探入牙龈后的透出的光泽进行判断[22]。注意同一患者的上下颌牙龈生物型可能有所不同[23]。

• 牙龈生物型（图 4.1a~d）[24-25]：根据牙周探针探入颊侧龈沟时的可视程度进行分类。

    – 薄–扇形：与三角形牙冠、颈部凸度较小、靠近切缘的邻间触点、窄角化龈、薄而脆弱的牙龈，以及相对薄的牙槽嵴相关（图 4.1a）。

    – 厚–扇形：与细长的牙齿、厚的纤维化牙龈、窄角化龈和高的扇贝状牙龈相关（图 4.1b）。

    – 厚扁平形：与更方的牙冠、明显的颈部凸度、靠近根方的较宽的邻间触点、宽角化龈、厚的纤维化牙龈和厚的牙槽嵴相关（图 4.1c）。

• 附着和游离角化组织/角化龈（在种植体周围叫角化黏膜）的宽度（KT）。

    – 滚动试验：见图 4.2a。

    – 染色试验：用 Lugol 碘液[26]；需要预先检查过敏/甲状腺病史；见图 4.2 b。

• 附着组织宽度：从角化组织的宽度中减去 PPD（KT–PPD）。

• 邻牙角化组织宽度。

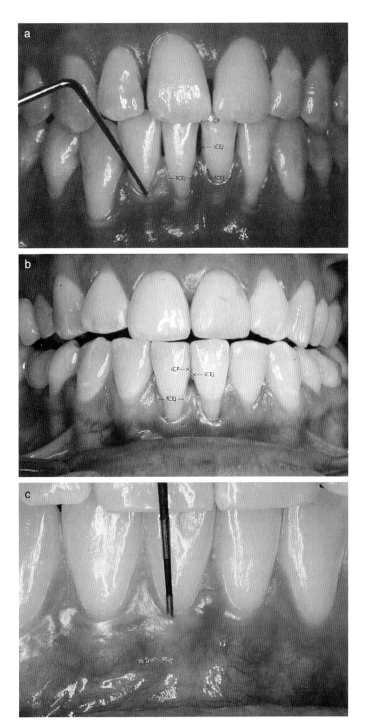

图 4.1 a. 薄-扇形生物型，牙周探针的色泽从脆弱的游离龈中透出，PPD 1mm，龈乳头尖的位置需要关注，因为天然牙间隙和牙龈退缩通常发生在颊倾的牙位。b. 厚-扇形生物型。c. 厚-扁平形生物型，角化组织宽，纤维化的牙龈较厚

- 软组织边缘水平：牙龈形态的改变，是否不规则？
  - 画一条连接两侧邻牙颊侧中部黏膜边缘最根方的连线。
  - 龈缘高度与邻牙龈缘高度不一致（图4.3）；不完全或延迟/改变的被动萌出（图4.3b）。
- 牙间乳头。
  - 存在与否：因牙周病而丧失、触点丧失（图4.3a和4.4a）或牙齿靠近无牙区。
  - 根据解剖标志确定龈乳头高度的分类（龈乳头尖到两侧邻牙颊侧中部黏膜边缘最低点连线之间的距离[27]）。确定解剖标志：牙间触点（iCP）、釉牙骨质界的根方/颊侧范围（fCEJ）、釉牙骨质界的邻面/冠方范围（iCEJ）。

Nordland和Tarnow[28]提出：正常的龈乳头充满龈外展隙充满根方到iCEJ间的间隙充满iCEJ根方的外展隙；Ⅰ类，龈乳头尖位于iCP和大部分iCEJ冠部延伸区之间；Ⅱ类，龈乳头尖位于iCEJ根方但是在fCEJ根向延伸区的冠方（图4.3a）；Ⅲ类，龈乳头尖位于fCEJ水平或根方（图4.6a）。

- Cardaropoli等人[29]提出：龈乳头显露指数（PPI）1-4（图4.3a，图4.4a）。
- 牙龈厚度。

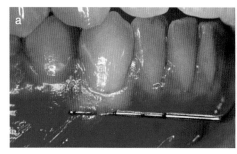
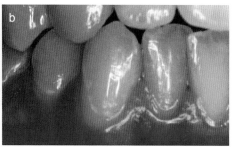

图4.2　a.滚动试验：用牙周探针轻轻冠向推挤相邻黏膜，以确定发白的附着龈/组织的宽度。b. Lugol碘染色试验：与角化牙龈不同，含糖原的黏膜染色呈褐色

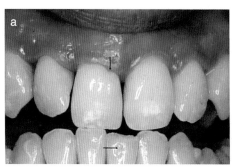
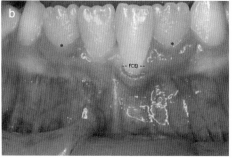

图4.3　a.因11牙釉质发育凹陷而形成的不规则的扇形牙龈，中切牙间龈乳头高度降低 [Ⅱ类（Nordland和Tarnow），PPI 3（Cardaropoli等）]。b.龈缘高度不一致（32、42牙萌出不全，31牙牙龈退缩）

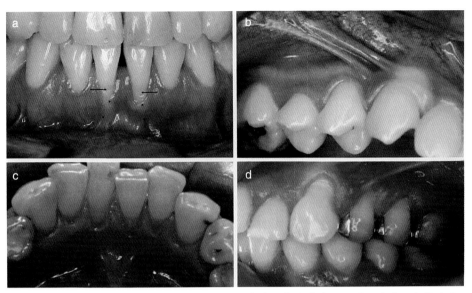

图 4.4　a. 31牙和41牙颊倾，牙龈退缩，角化组织菲薄，有系带牵拉，牙龈发白，邻接丧失，牙间乳头位置低（PPI 4）（Cardaropoli 等）。b. 系带不规则，系带牵拉13牙位点，牙龈发白。c. 系带不规则，41牙舌倾，舌侧牙龈退缩，舌系带持续牵拉。d. 系带不规则，22-25牙颊侧牙龈退缩，23牙牙颈部釉质磨损，23和24牙牙龈发白，系带牵拉，24牙系带附着部远中可能存在菌斑滞留区

    – 牙龈探诊：在局麻下使用牙周探针或注射器垂直穿入黏膜表面（可放置硅胶环方便读数），直到感觉到骨阻力[30]。

    – 超声波脉冲回波[31]：SDM®（Krupp Corp., Essen, Germany; manufacturing discontinued）。

- 舌系带异常附着：舌系是否带短，变白（图 4.4a~d）。
- 口腔卫生措施或自身引起的损伤。

    –Stilman 裂，部分病损（红色）或完全病损（白色）（图 4.5a~c）。

    –McCall 纹理。

    – 牙龈腐蚀（图 4.5d）。

4.2.4　牙周评估

使用带有毫米刻度的牙周探针（如 North Carolina，UNC-15 Williams）。评估牙龈炎症状态。

在龈缘区龈牙结合部轻柔地进行牙周探诊：健康状况下不会出现探诊出血。注意：重度吸烟者可能仅会有少量出血。

- 牙根暴露：牙龈退缩（REC）（龈缘位于釉–牙骨质界根方[33]）原因可能是：未发炎的牙龈组织根向移位而骨水平正常，或存在牙周骨丧失，或牙龈组织根向移位且有牙周骨丧失。

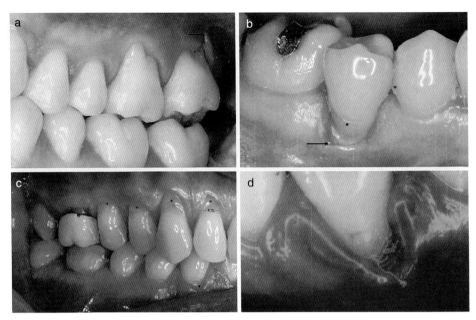

图 4.5 a.27 牙远颊根的红色 Stilman 裂（注意：有颊向错位）。b.45 牙颊向错位，由于过度刷牙造成颊侧软组织（红色 Stilman 裂）和硬组织缺损，然而，菌斑控制不佳。c.颊侧广泛牙龈退缩及磨损，12 牙和 44 牙有红色 Stilman 裂。d. 自身因素（刷牙和牙线清洁）导致的 33 牙牙龈损伤，32 牙红色 Stilman 裂

- 位置：颊倾 / 舌倾或邻面倾斜。
- 注意：如果邻间隙有软组织退缩，则提示已经出现了环绕式的附着丧失（图 4.6a）。
- 单颗 / 多颗牙。
• 辨认 CEJ：健康状况下 CEJ 通常被游离龈缘包围而不可见 [34]（见第 1 章）（图 1.1）
   - 探针以 45° 进行探诊：谨防诊断陷阱如牙齿颈部磨损、充填体干扰、牙体旋转或萌出不全（延迟萌出、改变的被动萌出）。
   - 参照邻牙 CEJ（萌出不全时）（图 4.3b）或当 CEJ 不可见 / 被覆盖时（图 4.9a~c）估测 CEJ。
• 退缩范围（REC）。
   - 退缩深度：游离龈缘（FGM）到 CEJ 的距离（见第 1 章）（图 1.1，图 4.6b）。根方边界在 MGJ 之内或超过 MGJ。
   - 退缩宽度（在最冠方进行测量）（图 4.6c、d）。
• 牙周袋探诊深度（PPD）：FGM 到龈沟底 / 袋底距离；使用标准力量轻柔探诊（0.25 N），探针角度 0°~10°。
   - 引导探针沿着牙根表面滑行直到遇到牙龈结缔组织阻力，探针围绕牙齿"行

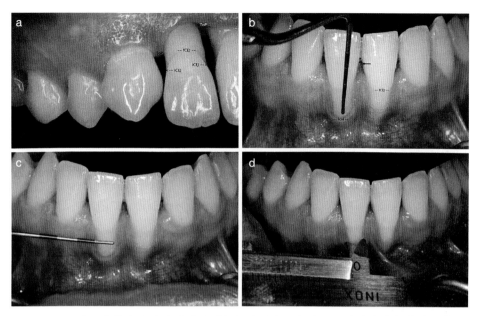

图 4.6 a.12 、11 牙可见健康的已退缩的牙周组织（注意：由于既往牙周疾病或牙周治疗导致的环绕状牙龈退缩及龈乳头丧失），13 牙萌出不全 ,12 牙和 11 牙间龈乳头高度减低Ⅲ类（Nordland 和 Tarnow）， 用牙周探针进行牙龈退缩的。b. 宽度评估。c. 以及高度评估。d. 利用卡尺测量（注意：31 牙颊侧组织菲薄、发白）

走式"提拉，测量 6 个位点的最深深度（3b, 3l），读数至最接近的毫米刻度。如果在 CEJ 根方记为正；CEJ 冠方记为负数（图 4.7）。

- 临床附着水平（CAL）= REC + PPD。
- 评估探诊出血（BoP）或探诊后 30s 内的渗出作为炎症迹象。
- 磨牙需要评估根分叉是否暴露，根分叉位置及严重程度[36]。

4.2.5 牙 齿

检查患者的口腔卫生（菌斑、龈上 / 龈下牙石）及解剖特点，比如根分叉、沟裂、釉珠、釉质凹陷（图 4.3a）、牙根吸收。确定冠 / 根位置、CEJ 和牙齿形态。牙齿形态决定了接触区的根向位置，并被认为与角化龈的范围、颊舌侧牙龈厚度（GT），以及牙间乳头的高度相关[37]。此外，它还是牙龈和颊侧骨板厚度一个预测因素[38]。

- 牙齿形态[39]。
  - 方圆形：与厚扁平形生物型相关，牙齿邻面接触区大且靠近根方，有较宽的角化组织区、较厚的纤维化牙龈和相对较厚的牙槽骨。
  - 卵圆形：与方圆形牙齿相比，有更高的邻间龈乳头、更少的角化组织、更薄的颊舌侧牙龈厚度。
  - 尖圆形：与更高的邻间龈乳头、更少的角化组织、更薄的颊舌侧牙龈厚度、

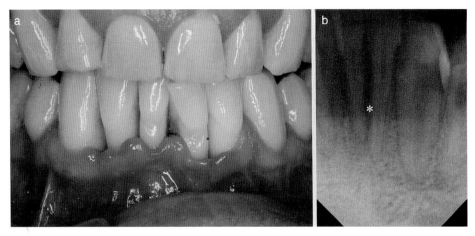

图 4.7　a.31 牙颊倾 / 旋转，31、32 牙牙根靠近，下颌前牙区 31 牙牙间和颊侧牙龈退缩达 5mm，PPD 达 5mm，CAL 达 10mm；b. 31、21 牙根尖 X 线片显示：骨丧失超过根长的 2/3

相对较薄的牙槽骨相关。

• 牙齿错位：在牙弓的三个平面上有旋转、倾斜、移位和萌出不全（图 4.1a，4.4a、c，4.5b，4.7a 和 4.8a、b）。

　　– 垂直向（冠根面）：牙颈部位于邻牙 FGM 的根方或冠方（图 4.8a）。

　　– 矢状向（颊舌面）：牙龈厚度和龈下骨板的多样性（图 4.8b）。

　　– 水平向：拥挤、旋转（图 4.8a）。

• 龋齿及非龋性硬组织丧失（侵蚀 / 磨蚀性损害，图 4.9 [40]）。

　　– 为了辨认从前的 CEJ 位置，可以试着与邻牙进行比较（图 4.5c 和 4.9b）。

• 牙根敏感。

• 热测敏感：提示牙髓病变。

• 动度：水平和（或）垂直（用两个器械柄进行检查）。

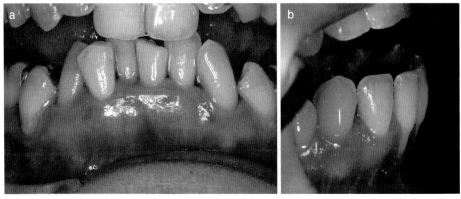

图 4.8　a. 前牙在三个平面上有多处错位。b. 与 4.6b~d 相同的情况：31 牙颊侧错位（Miller I 型退缩），41 牙颊侧错位（Miller II 型退缩），角化附着龈很窄，41 牙龈缘炎症

－殆创伤的迹象：有磨损小平面，磨损。

－缺乏牙周支撑。

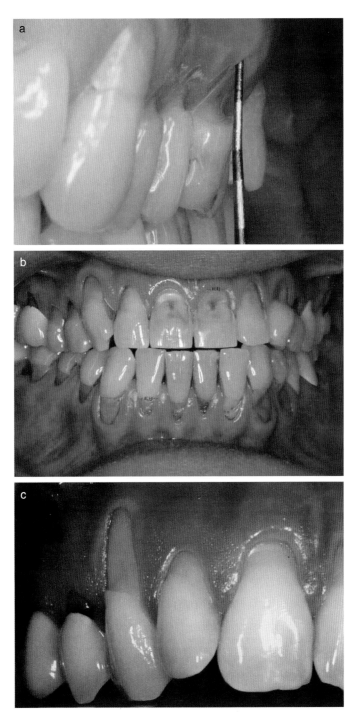

图 4.9　a. 26 牙颊侧非龋性牙体组织丧失，23 牙颊侧充填体超过 CEJ。b.13、23、44、43 牙颊侧非龋性牙体组织丧失，仅能参照邻牙来估测 CEJ。c.1 区多数牙牙龈退缩，最高达 8mm（13 牙），颊侧牙本质磨损

4.2.6 修复体 / 矫治器

应判断评估固定或可摘矫治器是否会因撞击、菌斑滞留、扭矩造成软硬组织创伤。

- 已存在的情况 / 充填体（V 类填充物）：辨认以前的 CEJ 位置（图 4.9a~c）；

- 修复体悬突 / 固位性边缘；

- 卡环、杆等；

- 非被动正畸固定器；

- 口腔穿刺饰品（图 4.10）。

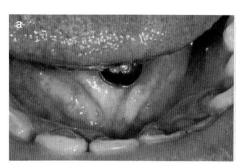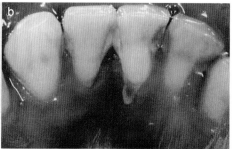

图 4.10　a. 舌环。　b. 与之相对的 41 牙舌侧牙龈退缩

4.3 影像学评估

单颗牙颊侧 / 舌侧退缩不一定需要放射学评估。然而，一旦考虑到（外科）治疗，影像学检查就很有必要。比起龋齿的诊断，牙周诊断的影像需要更大的对比度调整范围，这可以在拍摄后期采用数字化处理实现[41]。为了获得正确的图像几何形状，必须使用平行投照法。

4.3.1 根尖周 x 光片

- 根的解剖形态和冠根比。

- 牙周韧带（PDL）间隙：

  - PDL 增宽：𬌗损伤或根尖周病变的标志。

  - 硬骨板密度增高：提示有对咬合力的功能性适应。

  - PDL 丧失：粘连的迹象。

- 牙根靠近：牙周病的潜在危险因素（图 4.7b），有可能影响治疗决策[42]。

- 根分叉病变：分离系数、根柱长度。

4.3.2 咬翼片

由于咬翼片可以垂直拍摄牙体，因此它是评估牙槽嵴顶骨质[43]和龋齿 / 充填治疗的理想诊断方法。

- CEJ 到牙间牙槽嵴顶的距离。
  - 2mm：骨丧失、邻间骨板在近中 / 远中面的模糊影像提示脱矿、相邻牙 CEJ 的差异提示水平或垂直型骨丧失。根间透射影像可能提示可能有根分叉病变。
  - < 2 mm：萌出不全。
- 邻间牙槽嵴顶到触点的距离：影响龈乳头完整显露（≤ 5mm）或龈乳头缺失（> 5mm）[44]。
- 牙石 / 龋齿 / 悬突或修复体边缘不密合 / 牙根吸收。

4.3.3　全景片

全景片可以对患者的颌面结构进行整体描述：骨丧失类型（垂直吸收 / 角形吸收或根分叉病变）、阻生齿、根尖周病变等。任何异常的影像都提示需要进一步的口内放射检查。

4.3.4　锥形束计算机断层扫描

CBCT 克服了二维 X 线片的局限性，CBCT 是唯一可用于分析颊侧和舌 / 腭侧表面形态的方法[45-46]。CBCT 对牙周缺损形态的可视化尤其改善了对骨开裂、骨穿通（图 4.11a 与 b）、根间骨（图 4.12）和根分叉病变[47]的评估。研究显示，一种使用唇 / 舌牵拉器的新方法实现了对牙周尺寸，牙龈厚度和龈牙附着的可视化测量[48]。

4.4　数据收集和记录

联邦医疗牙科管辖权要求详细的医疗记录：所有相关的临床结果在患者记录中存档，以建立治疗 / 维护过程中的基线以及病程追踪。一些口腔疾病除了传统的临床评

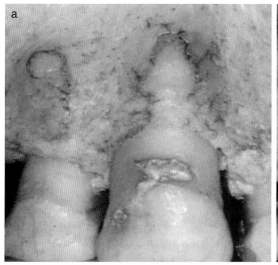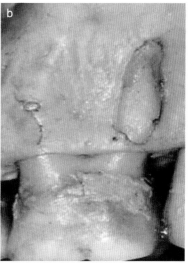

图 4.11　a. 骨开裂（右）、骨穿通（左）、颊侧骨板薄容易导致牙龈退缩。b. 骨穿通，牙根凸出

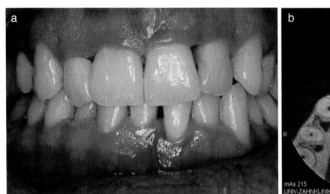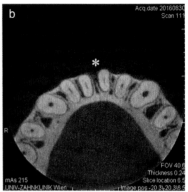

图 4.12　a. 厚牙周生物型，31 牙颊倾，牙龈炎症，颊侧牙龈退缩达 1.5 mm，牙间乳头丧失，近中 PPD 5mm，系带在 41 牙附着水平高。b.31 牙区 CBCT：可见牙间骨质脱矿

估外，也与患者全身医疗状况及社会心理资料有关[49]。标准化的照片和口腔模型可以作为纵向对照的参考[50-51]。已经有一些特制的量表被开发出来用于记录颊侧牙龈退缩的情况[12, 52]。

结　论

以上是评估患者牙龈退缩的所有步骤。如果能直接得出诊断的话，就没必要将每一个步骤都进行一遍。但如果对病因存疑，就需要实施这样一个系统化的诊断流程（框表 4.1）。

框表 4.1　评估牙龈退缩的重要步骤

视诊：
　　局部 / 广泛
　　牙齿（在牙弓中的位置、牙根扭转、硬组织缺损、修复体、牙髓状态等）
　　膜龈联合 / 前庭：系带、深度、变异等
测量（使用牙周探针）：
　　整体牙周评估
　　确定牙龈生物型
　　牙龈退缩（辨认或估计 CEJ 位置）
　　角化龈 / 角化黏膜的宽度（附着龈 / 附着黏膜的量 ;Schiller 碘溶液染色）
　　软组织边缘水平（与邻牙比较）
　　龈乳头高度
　　穿龈探诊
牙龈厚度、轮廓和骨的测量：
　　穿龈测量（超声波）
　　口腔摄影
　　口腔模型
　　影像学测量软组织和骨丧失（X 线片，ST–CBCT）

参考文献

[1] Braun A, Jepsen S, Krause F. Subjective intensity of pain during ultrasonic supragingival calculus removal. J Clin Periodontol, 2007, 34(8):668–672.

[2] Chi AC, Neville BW, Krayer JW, et al. Oral manifestations of systemic disease. Am Fam Physician, 2010, 82(11):1381–1388.

[3] Armitage GC. Development of a classification system for periodontal diseases and conditions. Ann Periodontol, 1999, 4(1):1–6.

[4] Kassab MM, Cohen RE. The etiology and prevalence of gingival recession. J Am Dent Assoc, 2003, 134(2):220–225.

[5] Addy M. Tooth brushing, tooth wear and dentine hypersensitivity-are they associated? Int Dent J, 2005, 55(4 Suppl 1):261–267.

[6] Saini GK, Gupta ND, Prabhat KC. Drug addiction and periodontal diseases. J Indian Soc Periodontol, 2013, 17(5):587–591.

[7] Van der Velden U, Abbas F, Armand S, Loos BG, Timmerman MF, Van der Weijden GA, Van Winkelhoff AJ, Winkel EG. Java project on periodontal diseases. The natural development of periodontitis: risk factors, risk predictors and risk determinants. J Clin Periodontol, 2006, 33(8):540–548.

[8] Rajapakse PS, McCracken GI, Gwynnett E, et al. Does tooth brushing influence the development and progression of non-inflammatory gingival recession? A systematic review. J Clin Periodontol, 2007, 34(12):1046–1061.

[9] Palmer RM, Floyd PD. Periodontology: a clinical approach. 1. Periodontal examination and screening. Br Dent J, 1995, 178(5):185–189.

[10] Chan HL, Chun YH, MacEachern M, et al. Does gingival recession require surgical treatment? Dent Clin N Am, 2015, 59(4):981–996.

[11] Marini MG, Greghi SL, Passanezi E, et al. Gingival recession: prevalence, extension and severity in adults. J Appl Oral Sci, 2004, 12(3):250–255.

[12] Merijohn GK. Management and prevention of gingival recession. Periodontol, 2000, 2016, 71(1):228–242.

[13] Tugnait A, Clerehugh V. Gingival recession-its significance and management. J Dent, 2001, 29(6):381–394.

[14] Zweers J, Thomas RZ, Slot DE, et al. Characteristics of periodontal biotype, its dimensions, associations and prevalence: a systematic review. J Clin Periodontol, 2014, 41(10):958–971.

[15] Sarin S, Gilbert D, Asimakopoulou K. Why simple aesthetic dental treatment in general practice does not make all patients happy. Br Dent J, 2014, 216(12):681–685.

[17] Muller S. Melanin-associated pigmented lesions of the oral mucosa: presentation, differential diagnosis, and treatment. Dermatol Ther, 2010, 23(3):220–229.

[18] Kapferer I, Benesch T, Gregoric N, et al. Lip piercing: prevalence of associated gingival recession and contributing factors. A cross-sectional study. J Periodontal Res, 2007, 42(2):177–183.

[19] Lo Russo L, Fedele S, Guiglia R, et al. Diagnostic pathways and clinical significance of desquamative gingivitis. J Periodontol, 2008, 79(1):4–24.

[20] Olsson M, Lindhe J. Periodontal characteristics in individuals with varying form of the upper central incisors. J Clin Periodontol, 1991, 18(1):78–82.

[21] Eghbali A, De Rouck T, De Bruyn H, et al. The gingival biotype assessed by experienced and inexperienced clinicians. J Clin Periodontol, 2009, 36(11):958–963.

[22] Kan JY, Rungcharassaeng K, Umezu K, et al. Dimensions of peri-implant mucosa: an evaluation of maxillary anterior single implants in humans. J Periodontol, 2003, 74(4):557–562.

[23] Cuny-Houchmand M, Renaudin S, Leroul M, et al. Gingival biotype assessment: visual inspection relevance and maxillary versus mandibular comparison. Open Dent J, 2013, 7:1–6.

[24] De Rouck T, Eghbali R, Collys K, et al. The gingival biotype revisited: transparency of the periodontal probe through the gingival margin as a method to discriminate thin from thick gingiva. J Clin Periodontol, 2009, 36(5):428–433.

[25] Muller HP, Heinecke A, Schaller N, et al. Masticatory mucosa in subjects with different periodontal phenotypes. J Clin Periodontol, 2000, 27(9):621–626.

[26] Nguyen-Hieu T, Ha Thi BD, Do Thu H, et al. Gingival recession associated with predisposing factors in young Vietnamese: a pilot study. Oral Health Dent Manag, 2012, 11(3):134–144.

[27] Olsson M, Lindhe J, Marinello CP. On the relationship between crown form and clinical features of the gingiva in adolescents. J Clin Periodontol, 1993, 20(8):570–577.

[28] Nordland WP, Tarnow DP. A classification system for loss of papillary height. J Periodontol, 1998, 69(10):1124–1126.

[29] Cardaropoli D, Re S, Corrente G. The papilla presence index（PPI）: a new system to assess interproximal papillary levels. Int J Periodontics Restorative Dent, 2004, 24(5):488–492.

[30] Vandana KL, Savitha B. Thickness of gingiva in association with age, gender and dental arch location. J Clin Periodontol, 2005, 32(7):828–830.

[31] Eger T, Muller HP, Heinecke A. Ultrasonic determination of gingival thickness. Subject variation and influence of tooth type and clinical features. J Clin Periodontol, 1996, 23(9):839–845.

[32] Zucchelli G, Mounssif I. Periodontal plastic surgery. Periodontol, 2000, 2015, 68(1):333–368.

[33] AAP. Glossary of periodontal terms. 4th ed. Chicago, Ⅲ : The American Academy of Periodontology, 2001.

[34] Evian CI, Cutler SA, Rosenberg ES, et al. Altered passive eruption: the undiagnosed entity. J Am Dent Assoc, 1993, 124(10):107–110.

[35] Coslet JG, Vanarsdall R, Weisgold A. Diagnosis and classification of delayed passive eruption of the dentogingival junction in the adult. Alpha Omegan, 1977, 70(3):24–28.

[36] Hamp SE, Nyman S, Lindhe J. Periodontal treatment of multirooted teeth. Results after 5 years. J Clin Periodontol, 1975, 2(3):126–135.

[37] Stellini E, Comuzzi L, Mazzocco F, et al. Relationships between different tooth shapes and patient's periodontal phenotype. J Periodontal Res, 2013, 48(5):657–662.

[38] Stein JM, Lintel-Hoping N, Hammacher C, et al. The gingival biotype: measurement of soft and hard tissue dimensions-a radiographic morphometric study. J Clin Periodontol, 2013, 40(12):1132–1139.

[39] Gobbato L, Tsukiyama T, Levi PA Jr, et al. Analysis of the shapes of maxillary central incisors in a Caucasian population. Int J Periodontics Restorative Dent, 2012, 32(1):69–78.

[40] Pini-Prato G, Franceschi D, Cairo F, et al. Classification of dental surface defects in areas of gingival recession. J Periodontol, 2010;81(6):885–890.

[41] Langland OE, Langlais RP, Preece J. Principles of dental imaging. 2nd ed. Philadelphia, PA: Lippincott Williams & Wilkins, 2002.

[42] Vermylen K, De Quincey GN, van 't Hof MA, et al. Classification, reproducibility and prevalence of root proximity in periodontal patients. J Clin Periodontol, 2005, 32(3):254–259.

[43] Merchant AT, Pitiphat W, Parker J, et al. Can nonstandardized bitewing radiographs be used to assess the presence of alveolar bone loss in epidemiologic studies? Community Dent Oral Epidemiol, 2004,

32(4):271–276.

[44] Tarnow DP, Magner AW, Fletcher P. The effect of the distance from the contact point to the crest of bone on the presence or absence of the interproximal dental papilla. J Periodontol, 1992, 63(12):995–956.

[45] Fu JH, Yeh CY, Chan HL, et al. Tissue biotype and its relation to the underlying bone morphology. J Periodontol, 2010, 81(4):569–574.

[46] Kasaj A, Willershausen B. Digital volume tomography for diagnostics in periodontology. Int J Comput Dent, 2007, 10(2):155–168.

[47] de Faria Vasconcelos K, Evangelista KM, Rodrigues CD, et al. Detection of periodontal bone loss using cone beam CT and intraoral radiography. Dentomaxillofac Radiol, 2012, 41(1):64–69.

[48] Januario AL, Barriviera M, Duarte WR. Soft tissue cone-beam computed tomography: a novel method for the measurement of gingival tissue and the dimensions of the dentogingival unit. J Esthet Restor Dent, 2008, 20(6):366–373.

[49] AAP. Parameter on comprehensive periodontal examination. J Periodontol, 2000, 71(5 Suppl):847-8. [2000] https://doi.org/10.1902/jop.2000.71.5–S.847.

[50] Ahmad I. Digital dental photography. Part 6: camera settings. Br Dent J, 2009, 207(2):63–69.

[51] Weinlander M, Lekovic V, Spadijer-Gostovic S, et al. Gingivomorphometry-esthetic evaluation of the crown-mucogingival complex: a new method for collection and measurement of standardized and reproducible data in oral photography. Clin Oral Implants Res, 2009, 20(5):526–530.

[52] Ratka-Krüger P, Schacher B, Horodko M, et al. Plastische Deckung parodontaler Rezessionen. Quintessenz, 2004, 5:477–487.

第 5 章　牙龈退缩及相关的牙齿过敏反应的非手术解决方案

Danielle Clark, Liran Levin

摘 要

　　牙龈退缩及相关的牙齿过敏反应是临床常见症状。于牙科医生而言，正确的诊疗程序对患者治疗的成功是十分重要的。首先应该了解牙龈退缩及相关牙齿过敏反应的病因，病因涉及较差的菌斑控制、牙周病、颌面部穿刺饰品、牙齿矫正治疗等多方面因素。如果未能明确病因，那么后续治疗极有可能面临失败。一旦明确病因，那么应该去除病因或采取措施进行治疗。非手术解决方案包括推荐患者使用不同类型的抗过敏牙膏和在诊室使用脱敏剂治疗。若这些方案均未取得疗效，应用黏结剂是另一种非手术治疗方案。应尽可能地回避侵入性的治疗措施，如牙颈部修复、根管治疗和牙龈移植，因为这些方法对患者存有更大的风险，并可能产生长期的影响。使用以上诊疗程序将以最保守的方式持续帮助患者降低牙齿敏感性。牙科医生应该明白，恰当的诊疗程序对于成功治疗牙龈退缩及相关的牙齿过敏是至关重要的。

5.1　概　述

5.1.1　流行病学和病因

　　牙齿敏感在口腔患者中十分常见。据报道，牙齿敏感的发生率为 10%~30%[1-2]。了解合适的治疗程序对于为患者提供最有效的治疗是很重要的。在采取较为复杂的治疗措施前，优先使用非侵入性治疗手段可以降低治疗风险，并减少患者经济负担。

　　牙齿过敏往往会合并有不同程度的疼痛。这类疼痛会影响患者的日常生活，需要进行专业干预。出现牙本质过敏的人群没有年龄限制，最常发生在 20~50 岁[3]。女性

D. Clark　L. Levin
Faculty of Medicine and Dentistry, Division of Periodontology, University of Alberta,
Edmonton, Canada
e-mail: liran@ualberta.ca

比男性更具易感性[4]。牙齿过敏易发于尖牙和前磨牙[3-4]，这与它们在牙列中所处的位置有关[3-4]。了解这些常见现象将有助于牙本质过敏的准确诊断和及时治疗。

针对牙本质过敏症的产生原因，Brannstrom 和 Astrom 提出的液体动力学说是目前最广为接受的理论。这个理论基础是牙本质小管暴露。牙本质小管直径约为 0.5μm，通常由牙齿釉质层覆盖[5]。如果牙本质小管暴露，牙齿会变得敏感。液体动力理论试图解释这一现象。该理论描述了在牙本质小管内温度、高渗溶液或物理刺激如何诱导液体运动[6-7]。这种运动能够激活牙本质 – 牙髓交界处的神经末梢，导致个体出现剧烈疼痛[5-8]。鉴于牙齿过敏的普遍性，有多种备选治疗方案可供在口腔诊室使用。

本章主要是在现有文献和实践的基础上总结针对牙齿敏感可能的治疗方法（图5.1）[9]。

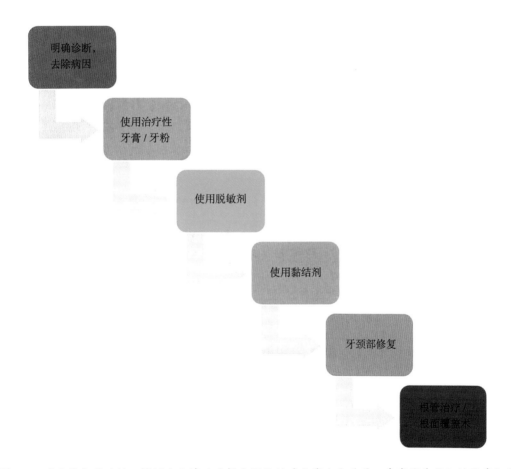

图 5.1　对于牙本质过敏，根据个人情况选择合适的治疗方案十分重要。在尝试非侵入性治疗如消除病因或更换牙膏前，医生必须预估进行手术治疗产生的后果。为了做到对症治疗，必须考虑患者的危险因素和出现敏感症状的原因。在任何情况下，医生都应该从消除病因开始，然后实施最低侵入性的治疗方案

治疗牙齿过敏首先是诊断和病因检测，然后尝试减少或消除引发相关症状的促进因素。

第一步：消除病因

牙齿过敏的主要原因是牙本质小管的暴露。在健康状态下，牙本质小管由牙骨质和牙釉质覆盖保护。然而，当牙龈边缘退缩至釉牙骨质界时，薄层牙骨质发生暴露。该保护层很薄，很容易被磨损，从而导致牙本质小管暴露[10]。造成暴露的原因有很多，包括过度的口腔卫生护理措施，正畸治疗和颌面部穿刺饰品。为了防止牙齿过敏，临床医生需要了解牙龈退缩的危险因素。牙龈退缩往往是无法预防的，因此，对病因进行鉴别和处理是牙齿过敏治疗的第一步。

5.1.1.1 过度刷牙

用力刷牙会对牙龈组织造成损伤。硬毛牙刷对软组织的损伤特别大，可能导致牙龈擦伤。Vijava 等在 2013 年提出，在牙齿过敏病例中，大多数是由于使用硬毛牙刷造成的。为了避免不必要的牙龈磨损，应向患者推荐软毛牙刷，并解释应该使用软毛牙刷而不是硬毛牙刷的原因。向患者进行简要的解释可以提高患者的依从性。其他共同促进因素，如解剖学、易感性也可能涉及。因此，不能简单地局限于一个病因[12]。欧洲牙周病学联合会发表的指南建议，根据患者的具体情况为其量身定制牙刷[13]。这包括教患者如何选择合适的牙刷。图 5.2 牙刷的标签的相关描述。

5.1.1.2 牙膏：牙本质摩擦值

使用牙本质摩擦值（relative dentin abrasivity，RDA）测定牙膏的摩擦性能。牙膏的摩擦性能因用途不同而不同。例如，美白牙膏通常含有较高的牙本质摩擦值，目的是去除牙齿上的污渍。具有高 RDA 的牙膏疑似为牙本质暴露的危险因素。据报道，牙本质摩擦值与牙本质暴露有关，研究建议牙本质暴露的高危人群应使用低牙本质摩擦值牙膏[14-15]。美国牙科协会规定 RDA 最高值应小于 250。当治疗牙齿过敏患者时，

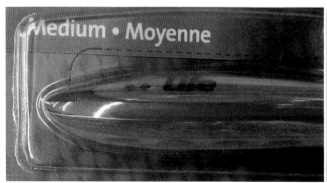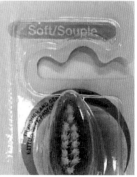

图 5.2 欧洲牙周病学联合会公布的指南建议根据患者的不同情况定制牙刷，教患者如何选择合适的牙刷。对患者而言，识别这些标签和使用软或超软牙刷是很重要的

临床医生应该询问患者使用的牙膏类型，并推荐低 RDA 牙膏。当然，也要意识到虽然较高的牙本质摩擦值可能促进了牙本质的暴露，但不能简单视作单一因素。

5.1.1.3　菌斑控制

牙菌斑可以导致蛀牙和牙周病，并与牙齿过敏有关。Fukumoto 等人的研究显示，菌斑可以覆盖暴露的牙本质小管。据报道，没有菌斑的存在，牙齿会更加敏感[16]。在牙周病的作用下，牙菌斑的积累与牙龈萎缩密切相关[17]。除了预防和治疗牙齿过敏外，患者还应该学习正确的家庭护理技术来控制牙菌斑的累积（图 5.3）。这些家庭护理技术应该包括正确的刷牙和牙间清洁。使用柔软的牙刷和牙间清洁工具，如牙签和牙间隙刷，对有效清除牙菌斑是必要的。清洁护理方法应在患者口腔中进行演示，并应在复诊时对患者口腔护理的能力进行多次评估，以维持患者口腔健康并防止牙齿过敏。

5.1.1.4　牙周疾病

牙周病包括牙槽骨吸收、附着丧失和牙龈退缩。这导致牙本质小管暴露而对液体运动敏感，并最终造成牙齿过敏。有研究分析了牙周治疗对牙齿过敏症状的影响[18-19]。虽然牙周健康状况的改善可能会对牙齿过敏症状产生影响，但目前尚未有研究明确牙周治疗是否与牙本质过敏有直接联系[18-19]。牙周病可以导致牙齿过敏，因此，临床医生必须对牙周病进行预防和控制，防止牙齿过敏的发生。临床医生还应向患者解释，进行牙周治疗的初期可能会出现牙齿过敏。为了防止其发生，可以采取预防措施。例如，患者可以在治疗开始前使用抗敏牙膏，以减少牙本质过敏的可能性。为患者提供积极的治疗将有效预防牙周病，降低牙齿敏感的风险。

5.1.1.5　颌面部穿刺饰品

颌面部穿刺饰品可能会破坏软组织，从而导致牙龈损伤和牙本质暴露。颌面部穿刺饰品与牙龈退缩有很强的相关性[20-24]。因此，如果患者表现为牙本质过敏症，应该

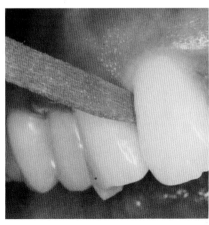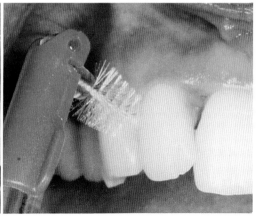

图 5.3　牙菌斑控制的推荐方法

考虑是否为颌面部穿刺饰品的潜在影响。此外，患者在进行颌面部穿刺饰品时也应被告知这一后果。图 5.4 是因颌面部穿刺饰品引起软组织退缩的病例。

5.1.1.6　正畸治疗

正畸治疗涉及牙齿移动和牙槽骨的改建。正畸治疗的潜在不良后果之一是牙龈退缩。据报道，牙槽骨吸收与牙龈退缩密切相关，应考虑为牙本质过敏的风险因素[20]。一种可能的解释是接受正畸治疗患者的牙菌斑滞留程度增加。如果患者没有进行适当的家庭口腔护理，患者更有可能出现附着丧失，导致牙本质小管暴露。因此，Alani 和 Kelleher 强调了患者在接受正畸治疗之前进行牙周筛查的必要性[25]。在正畸治疗前，应对如家庭护理，牙龈生物类型，牙周病等特定危险因素予以注意和管理。关于正畸治疗和牙龈退缩相关性的另一种解释，涉及牙齿的移动。Jati 等人解释说，正畸治疗可能会使患者出现牙龈退缩区域[26]。例如，牙齿可能向薄侧骨板移动，增加了骨质快速流失的潜在风险。Jati 等人认为正畸移动可以进行相应计划，避免牙齿周围的骨代偿，防止牙龈退缩的发生[26]。正畸治疗可能加速或遏制牙龈退缩，对于患者进行相关治疗尤为重要。因此，临床医生应告知患者潜在的风险，进行仔细的家庭口腔护理监测，并为患者可能出现的牙齿过敏拟定相关措施。

第二步：减少牙本质过敏症

在病因已明确及进行相应干预后，下一步则为减少或消除牙本质过敏症的症状。作为一名临床医生，在进行高侵入性治疗前，应将低侵入性的治疗方法发挥最大效用。图 5.1 展示了由低侵入性到高侵入性可供选择的治疗方案。

5.1.2　牙膏/牙粉

市场上有治疗牙本质过敏症的特殊牙膏。大多数牙膏含有影响牙质小管内的神经

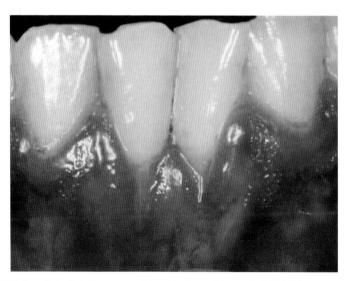

图 5.4　颌面部穿刺饰品引起软组织凹陷，牙齿的折断也是由颌面部穿刺饰品引起的

极化或液体运动的特定成分。这些成分包括硝酸钾、乙酸锶、精氨酸和碳酸钙，以及钙钠磷硅酸。需要明确的是，不同的敏感性牙膏有不同的作用机制，因此，如果没有达到改善效果，患者可以使用不同类型的牙膏。此外，大多数牙膏需要一定时间才能完全发挥功效，所以建议患者持续使用一段时间以达预期效果。

5.1.2.1　硝酸钾

硝酸钾能够使牙本质 – 牙髓交界处的神经去极化，进而影响牙本质过敏（Pronamel, GlaxoSmithKline, Brentford, London/Maximum Strength Sensitive Toothpaste, Toms of Maine, Kennebunk, Maine, USA）。这种神经去极化可抑制神经传递，被认作敏感或疼痛的信号[27-29]。报告显示有关硝酸钾引起的敏感缓解还存在争议。一些研究表明，硝酸钾的使用不会影响牙齿的过敏反应，而另一些研究则声称，患者在仅仅使用两周后，症状就会减轻[30-33]。最近的一项研究发现，当受试者使用同时含有硝酸钾和柠檬酸锌的牙膏时[34]，牙齿过敏症状在 4 周内明显减轻。未来新的牙膏组合将利用不同的有效成分来提高整体效果。尽管在牙膏中使用硝酸钾存在争议，但可以考虑使用这些牙膏作为一种解决方案。这种牙膏可能会减轻患者的症状。如果没有效果，其他的敏感性牙膏也可以作为选择。图 5.5 是含有硝酸钾作为活性成分的牙膏。

5.1.2.2　锶

锶是在其他抗敏感牙膏中发现的一种活性成分（Sensodyne Original, GlaxoSmithKline, Brentford, London）。锶的作用机制是影响牙本质小管内的液体运动。锶能够封闭牙本质小管，停止液体运动，从而抑制诱发牙本质过敏的各种刺激[35]。锶离子与唾液中的钙离子交换。这种交换形成锶晶体，锶晶体进入牙本质小管，不断积

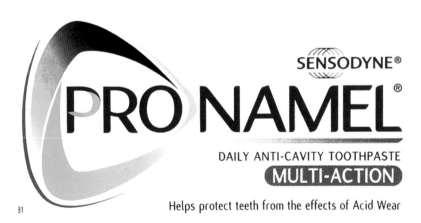

图 5.5　含 5% 硝酸钾的牙膏

累后最终封闭小管[36-37]。有研究显示，当锶在牙本质小管表面积累达到5μm时，即可缓解牙齿敏感。另一方面，最近一项关于脱敏牙膏的研究表明，使用锶牙膏组与使用安慰剂牙膏组之间没有显著差异[38]。因此，临床医生应建议患者尝试几种不同牙膏，因为每种牙膏都含有不同的活性成分。

图5.6 一款含锶作为活性成分的牙膏。

5.1.2.3　精氨酸和碳酸钙

精氨酸和碳酸钙共同阻塞牙质小管，使液体运动停止（Colgate Sensitive Pro-Relief, Colgate Palmolive, New York City, NY, USA）。图5.7 显示了一种敏感性牙膏，

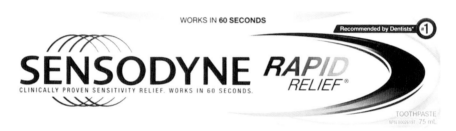

图5.6　含醋酸锶牙膏

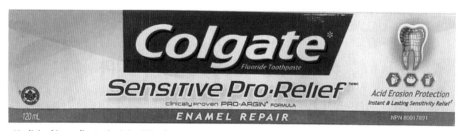

图5.7　含精氨酸和碳酸钙的牙膏

它依靠这种封闭作用来缓解牙本质过敏症。这一封闭的机制与钙、精氨酸及牙本质表面负电荷形成的正性络合物相关[39]。这一过程封闭了牙本质小管，抑制了液体运动。由于碳酸钙和精氨酸的结合是碱性的，于是有更多的离子被吸收沉积在牙本质小管中[39]。一些研究表明，相比于锶，使用精氨酸和碳酸钙能够更有效地缓解牙本质过敏[40]。最近的一项研究发现，使用精氨酸和碳酸钙可以缓解慢性牙周炎患者的牙齿过敏症状。患者接受非手术牙周治疗之后使用含有精氨酸和碳酸钙的抗敏牙膏[41]。患者每天使用两次牙膏，17 周后牙本质过敏症状得到了缓解[41]。因此，含有精氨酸和碳酸盐的抗敏牙膏是有效的，提倡在使用高侵入性治疗方法之前使用这种牙膏。

5.1.2.4 钙钠磷硅酸

钙钠磷硅酸能够使牙釉质再矿化，并封闭牙本质小管（Sensodyne Complete Protection, GlaxoSmithKline, Brentford, London）。图 5.8 使用这些成分的抗敏牙膏。通过钠离子与氢离子的交换，钙和磷从牙膏中释放出来[42]。进而填充封闭牙本质小管[42]。这些活性成分对治疗牙齿过敏的有效性存在争议[43-44]。研究表明，对比精氨酸和碳酸钙，钙钠磷硅酸能够更有效地封闭牙本质小管，但另外的研究则持相反的观点[42,45]。Sufi 和同事于 2016 年对 137 名受试者进行测试，比较了含钙钠磷硅酸牙膏和对照组牙膏对牙齿过敏的疗效[46]。受试者每天进行两次刷牙，研究发现，与对照组比较，含钙钠磷硅酸的牙膏显著降低了牙齿的过敏症状[46]。目前没有确凿的证据支持某种有效成分的组合的抗敏效果超过另一种。因此，建议并指导患者使用多种类型的牙膏，直到他们找到可以缓解牙齿过敏的牙膏是很重要的。

5.1.2.5 高浓度氟化物

氟化亚锡也有封闭牙本质小管的能力。White 和他的同事进行了一项体外研究，

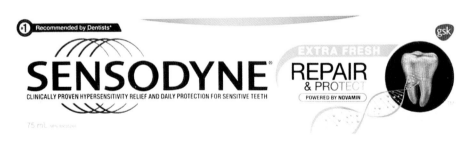

图 5.8　含钙钠磷硅酸牙膏

发现氟化亚锡处理过的样本对酸性磨损具有抵抗作用。这种抵抗作用继而被牙本质小管封闭证实，表明氟化物可以治疗牙本质过敏[47]。一项 2015 年的 meta 分析表明，有五项研究发现使用含 0.454% 氟化亚锡的牙粉能显著降低牙齿敏感性[38]。另一项体外研究在 5000ppm 处检测了氟化钠对牙本质小管封闭的有效性[48]。研究发现，氟化钠牙膏对牙本质小管封闭具有明显作用，并认为 5000ppm 的氟化钠可能具有缓解牙齿过敏的作用[48]。尽管氟化物治疗牙本质过敏的效果尚未被广泛研究，但它封闭牙本质小管的作用已被证实。图 5.9 含氟化亚锡的牙膏。氟保护漆是一种被证明有效的常用脱敏剂，将在本章后面讨论。因此，高氟牙膏也可以考虑作为牙齿过敏治疗的合理选择。

第三步：当牙膏未取得良好效果时

患者在进行更昂贵的牙本质过敏症治疗前，应使用多种类型的抗敏感牙膏。如果抗敏感牙膏不足以缓解症状，可以使用牙本质脱敏剂。牙本质脱敏剂被认为是"治疗性"脱敏剂，对患者来说花费更高，如果抗敏牙膏未被充分利用，就没有必要使用脱敏剂。如果抗敏牙膏不能缓解症状，局部使用如氟化物等药物则是有效的治疗方法。

5.1.2.6　氟保护漆

氟保护漆是一种应用于牙科临床的常见脱敏剂。这种高浓度的氟化物脱敏剂成本较高，易于在诊室进行操作。将这种试剂涂在牙齿表面，由唾液进行固定。与含氟牙膏相比，它能延长氟化物的吸收。氟保护漆不能减弱牙本质小管内的神经反应，而是增强再矿化作用进而封闭牙本质小管[49]。与含硝酸钾的抗敏牙膏相比，氟保护漆对缓解牙本质过敏更有效。氟保护漆能显著减轻症状，疗效更加持久[49]。氟保护漆是无创的，是可供牙本质过敏患者选择的低风险治疗方案。

5.1.2.7　羟乙基甲基丙烯酸酯和戊二醛

羟乙基甲基丙烯酸盐和戊二醛的组合通常被称为 Gluma 脱敏剂（Heraeus Kulzer, Hanau, Germany）。应用 Gluma 脱敏剂时，首先需要抛光牙齿、干燥，然后使用

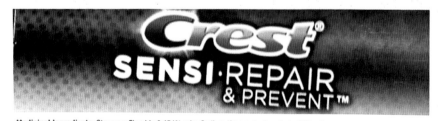

图 5.9　含氟化亚锡牙膏

Gluma 酸蚀剂进行 20s 的酸蚀，冲洗后，稍微吹干。然后将 Gluma 脱敏剂涂在湿润的牙齿上，涂布两层，15s 后将该区域干燥，最后光固化 20s。如果患者症状没有充分缓解，可以进行再次操作。据报道，Gluma 脱敏剂能够进入牙本质小管的深度为 50~200μm[29, 50–51]。因此，这种特定成分的组合对于治疗牙本质过敏是有效的。各种成分组合的 Gluma 治疗牙本质过敏逐渐被用于治疗牙本质过敏。Gluma 与润湿剂、自酸蚀粘接剂的结合使用，能最大限度地实现牙本质小管封闭[52]。三种不同的 Gluma 组合已被证明在治疗牙本质过敏症方面是有效的，应考虑为可供患者选择的另一种非侵入性治疗方案。最近，一项自身对照的研究比较了 Gluma 和半导体激光对牙齿过敏的影响[53]。两种治疗均显著缓解了牙齿过敏，两种方法没有优劣之分[53]。Samuel 和他的同事还发现，使用 Gluma 脱敏剂后，牙齿过敏立即得到显著改善，15 天和 30 天后同样具有效果[54]。因此，在敏感性牙膏疗效不佳的情况下，使用 Gluma 脱敏剂是一种有效的治疗选择。

5.1.2.8 　草酸盐

草酸盐是另一类型的"治疗性"脱敏剂。这种脱敏剂通过与唾液中的钙离子形成复合物封闭牙本质小管。形成的不溶性钙离子复合物沉淀于牙本质小管中[55]。最终，钙离子不断积累，完成牙本质小管的封闭，进而终止液体运动[55]。这种牙本质封闭足以治疗牙本质过敏症[56–57]。由于草酸盐能够抵抗口腔的酸性环境，比其他脱敏剂更持久[57]。尽管草酸盐普遍用于牙齿过敏，但 2011 年发表的一项系统综述表明，草酸盐实际上并不能有效降低牙本质过敏[58]。该文献承认研究存在局限性，如样本数目较小、不同的盲法方案等，但重要的是要意识到牙齿抗敏产品的疗效可能存在不确定性[58]。如果患者用尽了牙膏和其他诊室脱敏剂来缓解牙本质过敏症，"治疗性"脱敏剂可能被认为是下一个非侵入性治疗选择。

第四步：当脱敏剂治疗效果较差时

粘接剂

粘接剂被用来酸蚀牙齿表面。通常情况下，酸蚀过程意味着创建一个粗糙的表面，以促进所需的修复材料的黏附[53]。除了口腔修复外，粘接剂还可用于牙本质敏感的治疗[53]。自酸蚀粘接剂包含酸性成分，促进牙本质和单体形成复合物，并与牙本质层组成"混合层"[53]。混合层能为牙本质小管形成保护层[45]。据估计，混合层能够有效降低牙本质过敏长达 4 周[53]。其他的粘接剂是两步体系，酸性成分从单体中被分离出来，据报道这类粘接剂更持久、更有效的[53]。有研究通过临床随机试验，对牙本质粘接剂、脱敏牙膏和普通牙膏进行了比较，牙本质粘接剂可最大程度缓解牙本质过敏。也有报道称，牙本质粘接剂的治疗效果可持续长达 6 个月[54]。一项于 2013 年进行的随机对照单盲的研究评估了非抗敏牙膏、抗敏牙膏和粘接剂对牙本质过敏的改善情况[59]。受试者在诊室接受粘接剂治疗，其他的受试者在家中使用牙膏[59]。试验分别在基线、2周和6个月时对牙齿过敏进行评估。虽然各项干预措施均能改善牙本质过敏症状，但在后续随访中，牙本质粘接剂的缓解效果明显优于牙膏[59]。对于患者而言，牙本质粘接剂可能是一种有效治疗方案，然而这种治疗额外增加的成本会促使人们首先选择抗敏牙膏，而不是立即进行花费更多的治疗方案。

渗透树脂技术是治疗龋齿的一种微创途径[60]。该技术可能能够用于治疗牙齿过敏，但还没有相关临床应用的研究报道。临床医生应不断有探索最新的治疗方案，不断为患者寻找无创治疗方案。

如果抗敏牙膏、治疗性脱敏剂和粘接剂等非侵入性治疗方法均不能缓解患者的症状，则可以考虑采用侵入性治疗方法。

第五步：侵入／创伤性更大的治疗方案

牙颈部修复

牙颈部修复通过修复材料封闭牙本质小管，进而缓解牙本质过敏症状。一项比较牙颈部修复和组织移植对牙本质过敏缓解疗效的研究发现，尽管在缓解牙本质过敏症效果方面没有差异，患者出于美学考虑更倾向于组织移植[61]。将硝酸钾牙膏与牙颈部修复治疗进行比较，对于牙本质过敏症，牙颈部修复治疗疗效明显比牙膏更好[62]。由于修复材料会即刻封闭牙本质小管，患者的牙本质过敏症会立即得到缓解。牙膏一般需要更长的时间才能见效，因此，如果需要立即缓解症状，牙颈部修复治疗是一个备选治疗方案。玻璃离子是一种特殊的修复材料，能够粘接牙本质和牙釉质，同时释放氟化物，通常用于V类洞修复。鉴于玻璃离子的各项优势，它可成为治疗牙本质过敏的推荐修复材料。在评估敏感性后及低侵入性治疗方案治疗效果欠佳的情况下，牙颈部修复可成为一种治疗方案。然而，由于治疗成本和侵袭性，该修复治疗应该谨慎进行。

5.1.2.9 根管治疗

根管治疗去除牙齿的重要组成部分，消除了与牙齿相关的所有感觉。根管治疗会去除牙髓，常用于非可复性牙髓炎和牙髓坏死的治疗。应用牙胶替代牙髓，可以减轻相关牙齿的牙本质过敏。然而，牙本质过敏并不是这类侵入性治疗的指征。根管治疗应是在没有其他方法缓解牙本质过敏的情况下，最后考虑的治疗方案。

5.1.2.10 手术

通过牙龈移植，覆盖暴露的牙本质小管是针对牙本质过敏的另一种侵袭性治疗方案。据报道，冠向复位瓣术和结缔组织移植后牙本质过敏反应显著降低[63]。来自AAP研讨会的一项系统综述调查了在临床实践中外科手术方法如根面覆盖的应用情况[64]。该综述认为，虽然有证据表明根面覆盖术可以减轻牙本质过敏，但不应仅因此症状而采用该手术进行治疗[64]。虽然使用牙龈移植物覆盖牙本质小管是一种缓解牙本质过敏的治疗方法，但我们必须明白，手术治疗比非手术治疗存在更大的风险。在需要进行侵入性治疗的情况下，牙龈移植是一种备选治疗方案。

5.1.2.11 激光

激光的应用在牙科治疗中越来越受欢迎。关于激光治疗牙本质过敏的疗效和作用机制仍在研究中。最近一项研究发现，完成组织移植后使用 660 nm 激光治疗牙本质过敏后，牙本质过敏的症状明显减轻[65]。其他可用的激光治疗包括 Nd：YAP、Er:YAG、He-Ne 和 GAlAs。Nd:YAP 激光已经被证明可以通过封闭牙本质小管来减少牙本质过敏症[66]。中等输出激光，如 Nd:YAP、CO_2 和 Er：YAG 激光，其作用机制为使牙本质小管闭塞[67]；然而，He-Ne 和 GAlAs 等低输出激光通过影响神经去极化而发挥作用[68-70]。由于安慰剂效应，支持激光治疗牙本质过敏的证据有限[67]。尽管应用激光治疗牙本质过敏的方案已被提出，但还需要更多的研究来确定这种治疗方案在临床中是否有效。因此，激光治疗在今后可能是一种选择，但目前还需要进一步的研究。

结 论

牙本质过敏症的治疗方法多种多样。由于这种症状在口腔患者中普遍存在，临床医生需按对患者最有利的治疗程序进行相关治疗。侵入性治疗如外科手术等会给患者带来高昂的费用，并伴有潜在的手术并发症、风险及副作用。因此，从简单有效的步骤开始治疗是很重要的。消除病因可以缓解症状并遏制进一步症状的出现。如果患者仍存在敏感症状，则可以使用抗敏牙膏。在这个阶段需要提醒患者，此过程需要一定时间，并应该使用不同类型的抗敏牙膏，因为不同的牙膏作用机制不同。下一步可以使用花费较高的低侵入性方案，如粘接剂等。最后，当非侵入性治疗均效果不佳的情况下，侵入性治疗方案如手术也可作为患者的治疗选择。按照适当的顺序进行相对应的治疗，制定以患者为中心的治疗计划，能够高效地治疗牙本质过敏症。

参考文献

[1] Bartold PM. Dentinal hypersensitivity: a review. Aust Dent J, 2006, 51(3):212–218.

[2] Ye W, Feng XP, Li R. The prevalence of dentine hypersensitivity in Chinese adults. J Oral Rehabil, 2010, 39(3):182–187.

[3] Addy M. Dentine hypersensitivity: definition, prevalence distribution and aetiology//Addy Embery G, et al. Tooth wear and sensitivity: clinical advances in restorative dentistry. London: Martin Dunitz, 2000:239–248.

[4] Miglani S, Aggarwal V, Ahuja B. Dentin hypersensitivity: recent trends in management. JConserv Dent, 2010, 13(4):218–224.

[5] West NX, Lussi A, Seong J, et al. Dentin hypersensitivity: pain mechanisms and aetiology of exposed cervical dentin. Clin Oral Investig, 2013, 17(1):9–19.

[6] Brannstrom M, Astrom A. The hydrodynamics of dentin and its possible relationship to dentinal pain. Int Dent J, 1972, 22(1):219–227.

[7] Petersson LG. The role of fluoride in the preventive management of dentin hypersesitivity and root caries. Clin Oral Investig, 2012, 17(1):63–71.

[8] Canadian Advisory Board on Dentin Hypersensitivity: Consensus-based recommendations for the diagnosis and management of Dentin Hypersensitivity. J Can Dent Assoc, 2003, 69:221–226.

[9] Clark D, Levin L. Non-surgical management of tooth hypersensitivity. Int Dent J, 2016 Oct, 66(5):249–256.

[10] Bevenius J, Lindskog S, Hultenby K. The micromorphology in vivo of the buccocervical region of premolar teeth in young adults. A replica study by scanning electron microscopy. Acta Odontol Scand. 1994, 52:323–334.

[11] Vijaya V, Sanjay V, Varghese RK, et al. Association of dentine hypersensitivity with different risk factors— a cross sectional study. J Int Oral Health, 2013,5(6):88–92.

[12] Addy M, Hunter ML. Can tooth brushing damage your health? Effects on oral and dental tissues. Int Dent J, 2003, 53:177–186.

[13] XI European Workshop in Periodontology. Guidelines for prevention of gingival recessions and non carious cervical lesions as a consequence of traumatic toothbrushing. European Federation of Periodontology.[2016–11]. http://prevention.efp.org/wp-content/uploads/2015/12/Prevention-of-damage-caused-by-traumatic-toothbrushing.pdf. Accessed 11 Nov 2016.

[14] West NX, Hooper SM, O'Sullivan D, et al. In situ randomised trial investigating abrasive effects of two desensitising toothpastes on dentine with acidic challenge prior to brushing. J Dent, 2012, 40(1):77–85.

[15] Giles A, Claydon NCA, Addy M, et al. Clinical in situ study investigating abrasive effects of two commercially available toothpastes. J Oral Rehabil, 2009, 36:498–507.

[16] Fukumoto Y, Horibe M, Inagaki Y, et al. Association of gingival recession and other factors with the presence of dentin hypersensitivity. Odontology, 2014, 102(1):42–49.

[17] Toker H, Ozdemir H. Gingival recession: epidemiology and risk indicators in an university dental hospital in Turkey. Int J Dent Hyg, 2009, 7(2):115–120.

[18] Costa RS, Rios FS, Moura MS, et al. Prevalence and risk indicators of dentin hypersensitivity in adult and elderly populations from Porto Alegre, Brazil. J Periodontol, 2014, 85(9):1247–1258.

[19] Draenert ME, Jakob M, Kunzelmann KH, et al. The prevalence of tooth hypersensitivity following periodontal therapy with special reference to root scaling. A systematic review of the literature. Am J Dent, 2013, 26(1):21–27.

[20] Slutzkey S, Levin L. Gingival recession in young adults: occurrence, severity, and relationship to past orthodontic treatment and oral piercing. Am J Orthod Dentofacial Orthop, 2008, 134(5):652–656.

[21] Rawal SY, Claman LJ, Kalmar JR, et al. Traumatic lesions of the gingiva: a case series. J Periodontol, 2004, 75:762–769.

[22] Levin L, Zadik Y, Becker T. Oral and dental complications of intraoral piercing. Dent Traumatol, 2005, 21:341–343.

[23] Brooks JK, Hooper KA, Reynolds MA. Formation of mucogingival defects associated with intraoral and perioral piercing: case reports. J Am Dent Assoc, 2003, 134:837–843.

[24] Levin L. Alveolar bone loss and gingival recession due to lip and tongue piercing. N Y State Dent J, 2007, 73:48–50.

[25] Alani A, Kelleher M. Restorative complications of orthodontic treatment. Br Dent J, 2016, 221(7):389–400.

[26] Jati AS, Furquim LZ, Consolaro A. Gingival recession: its causes and types, and the importance of

orthodontic treatment. Dental Press J Orthod, 2016, 21(3):18–29.

[27] Matis BA, Cochran MA, Eckert GJ, et al. In vivo study of two carbamide peroxide gels with different desensitizing agents. Oper Dent, 2007, 32(6):549–555.

[28] Leonard RH Jr, Smith LR, Garland GE, et al. Desensitizing agent efficacy during whit- ening in an at-risk population. J Esthet Restor Dent, 2004, 16(1):49–55.

[29] Porto IC, Andrade AK, Montes MA. Diagnosis and treatment of dentinal hypersensitivity. J Oral Sci, 2009, 51(3):323–32.

[30] Gillam DG, Bulman JS, Jackson RJ, et al. Comparison of 2 desensitising dentifrices with a commercially available fluoride dentifrice in alleviating cervical dentine sensitivity. J Periodontol, 1996, 67:737–742.

[31] West NX, Addy M, Jackson RJ, et al. Dentine hypersensitivity and the placebo response. A comparison of the effect of strontium acetate, potassium nitrate and fluoride toothpastes. J Clin Periodontol, 1997, 24:209–215.

[32] Ayad F, Berta R, De Vizio W, et al. Comparative study of two dentifrices containing 5% potassium nitrate on dentinal sensitivity: a twelve week clinical study. J Clin Dent, 1994, 5:97–101.

[33] Schiff T, Dotson M, Cohen S, et al. Efficacy of a dentifrice containing potassium nitrate, soluble pyrophosphate, PVM/MA copolymer, and sodium fluoride on dentinal hypersensitivity: a twelve-week clinical study. J Clin Dent, 1994, 5:87–92.

[34] Katanec T, Majstorovic M, Negovetic Vranic D, et al. New toothpaste to deal with dentine hypersensitivity: double-blind randomized controlled clinical trial. Int J Dent Hyg, 2018, 16(1):78–84.

[35] Olley RC, Moazzez R, Bartlett DW. Effects of dentifrices on subsurface dentin tubule occlusion: an in situ study. Int J Prosthodont, 2015, 28(2):181–187.

[36] Kun L. Biophysical study of dental tissues under the effect of a local strontium application. Schweiz Monatsschr Zahnheilkd, 1976, 86:661–676.

[37] Mishima H, Sakae T, Kozawa Y. Scanning electron microscopy and energy dispersive spectroscopy analysis of calciotraumatic lines in rat labial dentin after acute exposure of strontium chloride. Scanning Microsc, 1995, 9:797–803.

[38] Bae JH, Kim YK, Myung SK. Desensitizing toothpaste versus placebo for dentin hypersensitivity: a systematic review and meta-analysis. J Clin Periodontol, 2015, 42:131–141.

[39] Kleinberg I. SensiStat a new saliva-based composition for simple and effective treatment of dentinal sensitivity pain. Dent Today, 2002, 21:42–47.

[40] Magno MB, Nascimento GC, Da Penha NK, et al. Difference in effectiveness between strontium acetate and arginine-based toothpastes to relieve dentin hypersensitivity. A systematic review. Am J Dent, 2015, 28(1):40–44.

[41] Giassin NP, Apatzidou DA, Solomou K, et al. Control of dentin/root sensitivity during non-surgical and surgical periodontal treatment. J Clin Periodontol, 2016, 43(2):138–146.

[42] Chen CL, Parolia A, Pau A. Comparative evaluation of the effectiveness of desensitizing agents in dentin tubule occlusion using scanning electron microscopy. Aust Dent J, 2015, 60:65–72.

[43] Pradeep AR, Sharma A. Comparison of clinical efficacy of a dentifrice containing calcium sodium phosphosilicate to a dentifrice containing potassium nitrate and to a placebo on dentinal hypersensitivity: a randomized clinical trial. J Periodontol, 2010, 81:1167–1173.

[44] Rajesh KS, Hedge S, Arun Kumar MS, et al. Evaluation of the efficacy of a 5% calcium sodium phosphosilicate（Novamin®）containing dentifrice for the relief of dentinal hypersensitivity: a clinical study. Indian J Dent Res, 2012, 23:363–367.

[45] West NX, Macdonald EL, Jones SB, et al. Randomized in situ clinical study comparing the ability of two

new desensitizing toothpaste technologies to occlude patent dentin tubules. J Clin Dent, 2011, 22:82–89.

[46] Sufi F, Hall C, Mason S, et al. Efficacy of an experimental tooth-paste containing 5% calcium sodium phosphosilicate in the relief of dentin hypersensitivity: an 8-week randomized study （Study 2）. Am J Dent, 2016, 29（2）:101–109.

[47] White DJ, Lawless MA, Fatade A, et al. Stannous fluoride/sodium hexametaphosphate dentifrice increases dentin resistance to tubule exposure in vitro. J Clin Dent, 2007, 18(2):55–59.

[48] Prabhakar AR, Manojkumar AJ, Basappa N. In vitro remineralization of enamel subsurface lesions and assessment of dentine tubule occlusion from NaF dentifrices with and without calcium. J Indian Soc Pedod Prev Dent, 2013, 31(1):29–35.

[49] Pandit N, Gupta R, Bansal A. Comparative evaluation of two commercially available desensitizing agents for the treatment of dentinal hypersensitivity. Indian J Dent Res, 2012, 23(6):778–783.

[50] Qin C, Xu J, Zhang Y. Spectroscopic investigation of the function of aqueous 2-hydroxyethylmethacrylate/ glutaraldehyde solution as a dentin desensitizer. Eur J Oral Sci, 2006, 114:354–359.

[51] Schüpbach P, Lutz F, Finger WJ. Closing of dentinal tubules by Gluma desensitizer. Eur J Oral Sci, 1997, 105:414–421.

[52] Patil SA, Naik BD, Suma R. Evaluation of three different agents for in-office treatment of dentinal hypersensitivity: a controlled clinical study. Indian J Dent Res, 2015, 26:38–42.

[53] Kara HB, Cakan U, Yilmaz B, et al. Efficacy of diode laser and gluma on post- preparation sensitivity: a randomized split-mouth clinical study. J Esthet Restor Dent, 2016, 28(6):405–11.[2016]. https://doi. org/10.1111/jerd.12230.

[54] Samuel SR, Khatri SG, Acharya S, et al. Evaluation of instant desensitization after a single topical application over 30 days: a randomized trial. Aust Dent J, 2015, 60(3):336–342.

[55] Pashley DH. Dentin permeability, dentin sensitivity and treatment through tubule occlusion. J Endod, 1986, 12:465–474.

[56] Pashley DH, Livingston MJ, Reeder OW, et al. Effects of the degree of tubule occlusion on the permeability of human dentine in vitro. Arch Oral Biol, 1978, 23:1127–1133.

[57] Pashley DH, Galloway SE. The effects of oxalate treatment on the smear layer of ground surfaces of human dentine. Arch Oral Biol, 1985, 30:731–737.

[58] Cunha-Cruz J, Stout JR, Heaton LJ, et al. Dentin hypersensitivity and oxalates: a systematic review. J Dent Res, 2011, 90(3):304–310.

[59] Lamont T, Innes N. Study suggests dentine bonding agents provided better relief from dentine hypersensitivity than a desensitising toothpaste. Evid Based Dent, 2013, 14(4):105–106.

[60] Dorri M, Dunne SM, Walsh T, et al. Micro-invasive interventions for managing proximal dental decay in primary and permanent teeth. Cochrane Database Syst Rev. 2015, 11

[61] Leybovich M, Bissada NF, Teich S, et al. Treatment of noncarious cervical lesions by a subepithelial connective tissue graft versus a composite resin restoration. Int J Periodontics Restorative Dent, 2014, 34(5):649–654.

[62] Veitz-Keenan A, Barna JA, Strober B, et al. Treatments for hypersensitive noncarious cervical lesions: a practitioners engaged in applied research and learning network randomized clinical effectiveness study. J Am Dent Assoc, 2013, 144(5):495–506.

[63] Douglas de Oliveira DW, Marques DP, Aguiar-Cantuária IC, et al. Effect of surgical defect coverage on cervical dentin hypersensitivity and quality of life. J Periodontol, 2013, 84(6):768–775.

[64] Chambrone L, Tatakis DN. Periodontal soft tissue root coverage procedures: a systematic review from the AAP regeneration workshop. J Periodontol, 2015. Feb 86 (2 suppl) S8:51.

[65] Namour A, Nammour S, Peremans A, et al. Treatment of dentinal hypersensitivity by means of Nd:YAP Laser: a preliminary in vitro study. Sci World J, 2014, 2014:323604.

[66] Sgolastra F, Petrucci A, Gatto R, et al. Effectiveness of laser in dentinal hypersensitivity treatment: a systematic review. J Endod, 2011, 37:297–303.

[67] Rochkind S, Nissan M, Razon N, et al. Electrophysiological effect of He-Ne laser on normal and injured sciatic nerve in the rat. Acta Neurochir, 1986, 83:125–130.

[68] Rochkind S, Nissan M, Barr-Nea L, et al. Response of peripheralnerve to He-Ne laser: experimental studies. Lasers Surg Med, 1987, 7:441–443.

[69] Wakabayashi H, Hamba M, Matsumoto K, et al. Electrophysiological study of irradiation of semiconductor laser on the activity of the trigeminal subnucleues caudal neurons. J Jpn Soc Laser Dent, 1992, 3:65–74.

[70] Wakabayashi H, Hamba M, Matsumoto K, et al. Effect of irradiation by semiconductor laser on responses evoked in trigeminal caudal neurons by tooth pulp stimulation. Lasers Surg Med, 1993, 13:605–610.

第6章　牙周整形手术的基本原则

Stefan Fickl

摘要

口腔创口愈合过程遵循生物学原则。牙体的存在破坏了上皮完整性，导致口腔手术中创口暴露于细菌环境中，与完全闭合的创口相比，口腔手术创口愈合较为困难。因此，术者需要在口腔创口愈合过程中采取相应的干预措施，以达到可预期的预后效果。本章节中，笔者将介绍与牙周整形手术预后密切相关的影响因素，包括病例选择、术前处理、组织瓣血供、术后干预措施等，以帮助读者熟悉牙周整形手术的基本原则。

6.1　概　述

为恢复患者牙龈的功能和美学，牙龈组织的缺损常常需要进行手术干预以重建其形态。常见的干预措施有牙龈组织翻瓣技术、游离自体组织移植术（如上皮下结缔组织移植术、游离龈移植术等）、生长因子的应用（例如釉基质衍生物）以及上述干预措施的联合应用[1]。在牙周整形手术和口腔种植手术中，软组织愈合至关重要，因此常需要进行精细的组织瓣设计并结合游离龈的移植。值得注意的是，大量的综述指出，上述干预措施间预后差异明显，因此牙周整形手术具有较高的技术敏感性[2-3]。

无论采取何种手术方式，想实现理想的治疗结果，均应遵循牙周整形手术的基本原则。因牙周手术中术区对应的硬组织血供不佳，手术创口的愈合常常面临挑战。在牙周整形手术中常采用软组织 Inlay 移植，移植物血供依靠组织瓣或者下方组织血液浸润，其预后情况与局部血供密切相关。

有学者回顾了一系列牙周创口愈合的生物学问题，提出了影响牙周再生预后的三个主要因素[4-6]：①空间维持，如运用组织屏障技术或上皮下结缔组织移植技术；②

S. Fickl, D.M.D., Ph.D.
Department of Periodontology, University of Würzburg, Würzburg, Germany
e-mail: fickl_s@ukw.de

创口稳定性，如组织瓣张力；③初期愈合情况，如组织瓣的血供。本章主要阐述牙周整形手术中需注意的基本手术原则（创口稳定性、初期愈合）。

6.2　初期愈合

在牙周整形手术中，无菌环境中的初期愈合是实现理想创口愈合的先决条件。只有组织瓣和下方组织血供良好时，才能实现理想的初期愈合。以下将介绍促进初期愈合的各关键因素。

6.2.1　系统性因素

以手术治疗方式进行牙根覆盖是牙周组织缺损患者的选择性治疗方式。因此，患者良好的依从性以维护口腔卫生是避免创口愈合不良的必需措施。通常，健康软组织纤维可以进行精确的切割和缝合，而口腔菌斑控制不良时，创口感染风险显著上升（图 6.1）。现已证实，在牙周再生性手术等牙周手术中，口腔菌斑控制不良对手术预后有明显的负面影响 [7]。在术前牙周基础情况检查时，全口的出血指数不得高于 20%[8]。危害初期愈合的第二大因素是吸烟。现已证实吸烟对牙周手术预后有明显的负面影响 [8]。因此，在牙周整形手术，特别是可择期进行的手术，应该严格执行口腔菌斑控制，并排除吸烟患者。

6.2.2　创口血供

牙周手术和牙周整形手术将破坏组织瓣原有血供，导致术后组织瓣血供下降。在传统牙周手术中，组织瓣血供在术后 15d 才能恢复术前水平 [9]。当运用微创手术技术（如微创翻瓣技术等）时，组织瓣的血供恢复速度明显提升（4d 时间恢复至术前水平）[10]，微创技术可以加速术区地再血管化。

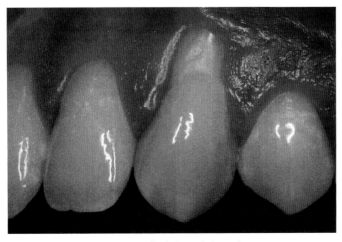

图 6.1　没有局部炎症浸润的软组织可以进行高精度的手术操作

临床研究显示在牙周整形手术中使用微创外科技术可以加速上皮下结缔组织移植物地再血管化，影响临床预后[11]。多个病例报道和临床试验证实在牙周再生手术中，显微技术可以加速创口愈合并提高术区初期创口关闭的比例。微创手术在90%的病例中均提高了创口愈合指数[12-15]。上述的微创牙周手术主要由显微手术器械和精准的术前测量以实现切口和翻瓣的微创操作。

6.2.3 组织瓣预备

全厚瓣和半厚瓣是牙周整形手术中最常用的翻瓣方式。尽管更多的专家认为半厚瓣的稳定性优于全厚瓣（图6.2），值得注意的是，半厚瓣技术的技术敏感性更高，且两种翻瓣技术均会导致牙槽骨的改建[16]。

实际上，口腔手术中组织瓣设计主要基于口腔黏膜血管化情况。上皮下结缔组织主要依靠血浆渗透作用提供血供[17]，与之不同的是，组织瓣包含了已生成的血管网。因此，在组织瓣的设计中，维持组织瓣的血供是主要考虑因素。通过对尸体的解剖学和组织学研究可以总结出组织瓣的设计原则。通过这些研究可以发现，在口腔手术中，应尽量避免游离龈切口（图6.3），同时尽量缩短松弛切口，并靠近术区中央（图6.4）[18]。同时，组织瓣厚度也是影响初期愈合的主要因素（图6.5）。一篇综述提示当组织瓣厚度小于0.7mm时，组织瓣的血管化将受到明显的负面影响[19]。

经临床实践证实，微创牙周手术与传统牙周手术相比，展示出更好预后[20]，同时也降低了各类并发症的发病率[20]。在牙周整形手术当中，与运用垂直减张切口的传统牙周手术术式相比，微创手术技术带来更好的术后预后。综上所述，在牙周整形手术中，应该依据微创的手术原则，合理设计手术切口和组织瓣厚度。

6.2.4 组织瓣动度

在牙周整形手术中，需要移动组织瓣以覆盖暴露的根面，但这一操作增加了组织

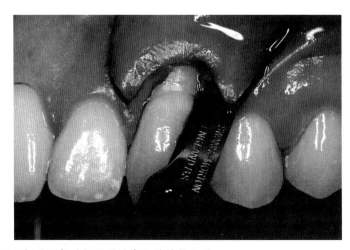

图6.2 半厚瓣可以提供理想的组织瓣动度和移植物血供

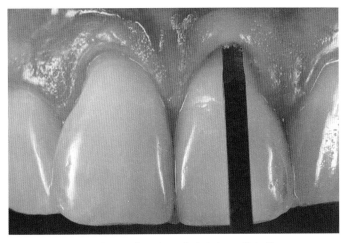

图 6.3 术中使用龈沟内切口可以最大限度保留龈沟内和组织瓣血管

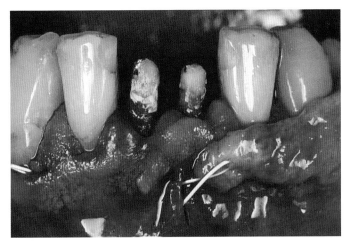

图 6.4 如果术中需要使用垂直附加切口，则应将切口置于术区正中，并尽量减小切口大小以符合微创原则

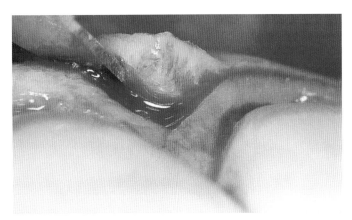

图 6.5 组织瓣厚度应不小于 0.8mm

瓣张力。组织瓣张力是影响根面覆盖成功率的关键因素之一。Pini Prato 等人为研究组织瓣减张对手术预后的影响进行了临床随机对照研究。实验中，减张后的组织瓣张力均值为 0.4g，而未减张的剩余组织瓣张力均值为 6.5g[21]。减张组的根面覆盖效果与对照组相比显著提升。Burkhardt 和 Lang 等人也测量了组织瓣张力，并发现低组织瓣张力的病例中，仅有少数病例发生创口开裂。相较于此，高张力病例的创口开裂比例高达 40%[22]。在术中，运用小直径缝线关闭手术创口是低张力关创的一个良好指标。运用 6-0 或 7-0 缝线关闭手术创口时，更容易发生缝线断裂，而不是组织撕裂[22]。综上所述，牙周整形手术中，应预备半厚瓣或行大范围骨膜减张以减小组织瓣张力，并使用精细缝线进行创口关闭（图 6.6）。

6.2.5 减小组织损伤的措施

减小组织瓣和周围支持组织损伤可以加速组织瓣和周围组织地再血管化。精细化

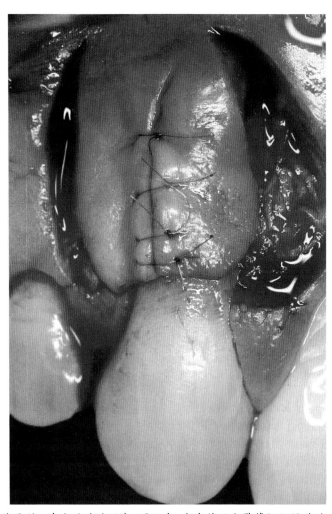

图 6.6 组织瓣动度是创口愈合的关键因素。图例中，术者将两个带蒂组织瓣移动至牙根面暴露部位，并保证组织瓣的被动就位，关闭创口

的牙周手术技术（牙周显微手术）已被证实可以减少组织瓣和周围组织损伤，加速组织瓣和周围组织地再血管化[11]。牙周显微手术是在传统牙周手术基础上，结合光学显微镜、改良的显微手术器械和精细的缝线实现减小组织损伤目的的精细手术方式，可以增加术区血供，并实现创口的被动关闭。

6.2.5.1　放大方法

目前，已有放大镜、体式显微镜等多种带照明系统的显微放大设备运用于牙科领域。在大多数牙周手术中，4~5 倍放大倍率的放大镜可以提供足够的视野精度，同时保证合适的视野范围及景深。高放大倍率的显微设备由于视野范围较窄、景深较浅，在牙周手术中的运用受到限制。此外，在术中应使用 LED 照明设备以增加术区亮度，保证术野清晰（图 6.7）。体式显微镜可以提供更高的放大倍率，但是术野范围较窄且操作困难，限制了其在常规牙周显微手术中的运用。

6.2.5.2　显微手术器械

传统的手术器械，如镊子、骨膜剥离器等工作端直径较大，容易损伤游离龈及龈乳头等牙周组织，影响了术后的愈合过程。众所周知，指尖的旋转运动能够完成精度较高的操作。因此，在牙周显微手术中，通常使用笔式手柄器械，如显微持针器。通常，此类显微手术器械长 15cm，而重心位于前 1/3。此外，显微手术器械的横截面应呈圆形，以允许进行平滑的旋转运动。显微手术器械的工作端大小也明显小于传统手术器械。

牙周术后的创口愈合与手术切口的精确度也显著相关。因此，建议在术中使用特制的手术刀片。例如，圆刀片可以允许术者通过指尖旋转进行精确的切割，从而减小组织损伤。

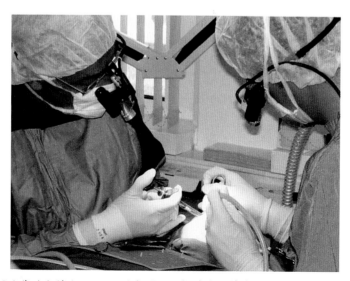

图 6.7　配合使用头戴放大镜和 LED 照明光源可以提升术野精度

6.2.5.3 缝线

对组织的精细处理和良好的初期愈合是牙周显微手术的主要优点。在常规牙科手术中，常用3-0和4-0的丝线作为手术缝线。然而，根据研究报道，丝线材料会增加局部细菌附着，扩大炎性反应，同时造成缝合处上皮化[23-24]。缝线的材料、结构和直径会影响术区组织的术后反应[25]。小直径的不可吸收单股线可以减少术区的炎性反应[25]。由此，笔者推荐在牙周显微手术中使用6-0或7-0不可吸收单股聚丙烯线进行术区的无张力缝合（图6.8）。

牙周整形手术中可以使用多种缝针。通常，笔者建议使用反向三角针而非圆针，因为前者可以切割缝合组织，后者则是穿透缝合组织。由于反向三角针的切割刃位于其外凸侧，从而避免了组织的撕裂。显微手术用缝合针常为8~15mm长的3/8弧形针。在后牙区手术中，长缝合针更容易穿过后牙的邻间隙（图6.9）。

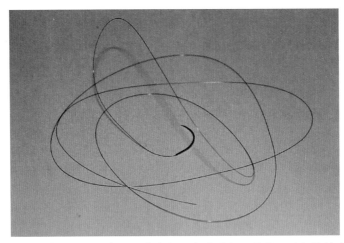

图6.8 小直径的尼龙线（6-0，7-0）可以减少组织炎性浸润，并保证理想的精准缝合

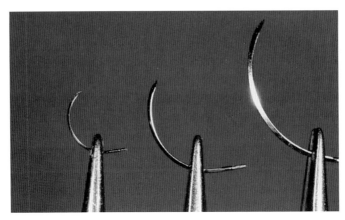

图6.9 应使用锋利的反向切割针进行缝合，减少组织创伤

6.3　创口稳定性

创口的被动关闭以实现术后一周的创口稳定性是牙周显微手术的关键之一。创口的稳定性依靠术区早期无菌血凝块的形成以及可抵抗机械力的血凝块附着实现。牙龈组织瓣和牙面之间的抗拉强度在术后约 200g，在术后 7d 上升至 340g，而在术后 14d 达到 1700g[26]。在组织愈合的早期阶段，创口的稳定性主要依赖于缝合和局部封闭环境的愈合情况。

6.3.1　缝合位置

术者应仔细设计缝合方式以保证创口稳定并抵抗外界机械力。Hogstrom 等人研究了小肠和剖腹手术创口的缝合强度，发现缝合强度在术后 24~48h 下降[27-28]。而术后切口的炎性浸润区自切口处向外延伸约 3mm。因此，笔者不建议在炎性浸润区域进行缝合。

6.3.2　缝合方式

间断缝合只能关闭外层创口，而不能稳定全层创口。因此，在术中应该于远离切口处运用水平褥式缝合或垂直褥式缝合以增加创口稳定性（图 6.10）。由此可以消除创口边缘的压力，并抵抗创口周围的拉应力。随后，可以于接近切口处运用间断缝合关闭创口，以促进创口的初期愈合（图 6.10，图 6.11）。此外，通过褥式缝合或悬吊缝合可以减少单个间断缝合在组织瓣边缘处的压力，使组织瓣应力分布更加均匀（图 6.12）。例如，可以使用交叉悬吊缝合的方式将上皮下结缔组织移植瓣固定于术区（图 6.13），也可以使用悬吊缝合将上皮下结缔组织瓣以及外层组织瓣固定于有骨开裂的

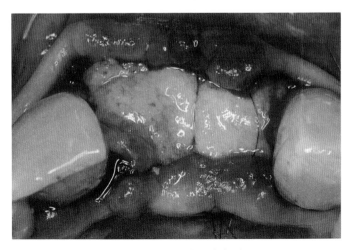

图 6.10　软组织增量病例中可以使用水平褥式缝合稳定手术创面

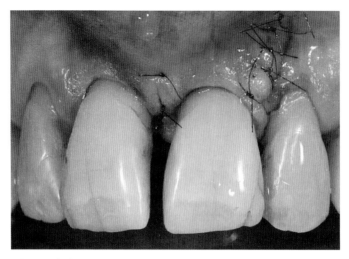

图 6.11　在此病例中，术者在离切口 3mm 以上用水平褥式缝合稳定创口。同时，使用间断缝合辅助关闭创口

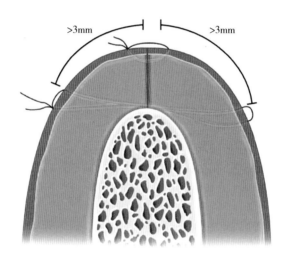

图 6.12　示意图展示了距离切口 3mm 进行水平褥式缝合及间断缝合关闭创口

暴露牙根表面（图 6.14）。此外，可以结合使用褥式缝合稳定上述创口，以对抗患者咀嚼及发音时的机械力（图 6.15，图 6.16）。

6.3.3　术后管理

　　牙周整形手术后，需要患者执行严格的术后抗菌措施，以避免早期创口污染和术区受到机械力刺激而影响愈合过程。而牙周手术创口的感染风险主要受口腔整体菌群环境的影响。因此，在术后 2~3 周应嘱患者使用氯己定等漱口液进行菌斑控制。目前已证实在术区运用氯己定凝胶可以减少术后的渗出，并减少术后出血风险[29]。此外，

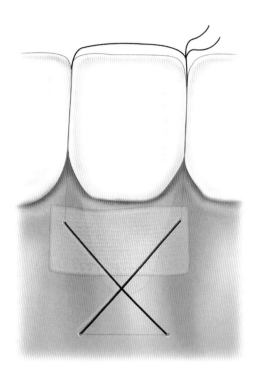 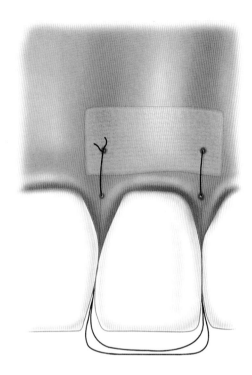

图 6.13　示意图展示了使用交叉悬吊缝合将无血管的上皮下结缔组织移植物固定于受植区的原理

图 6.14　示意图展示了使用悬吊缝合将上皮下结缔组织移植物和上部组织瓣缝合固定的原理

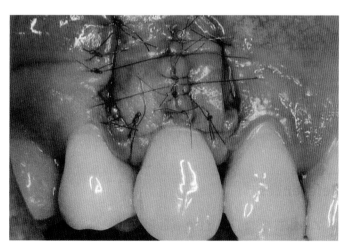

图 6.15　使用外部水平褥式缝合保护组织瓣，并稳定创口以对抗咀嚼产生的机械力

牙周整形手术后需要有良好的口腔卫生环境。应嘱患者在术后第3天开始使用超软牙刷进行口腔卫生维护。同时，在后续2周可以运用牙刷涂布氯己定凝胶，并延续常规刷牙等口腔卫生维护。

　　为减小对组织瓣的压力，应对患者进行详细的术后指导。因此，应在术后避免进

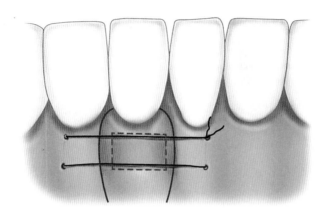

图 6.16 示意图展示了外部水平褥式缝合原理

食硬食，并减少舌体、颊部、唇部的剧烈活动。同时，在术后 1 周应减少所有导致血压升高的活动（如体育运动），以避免术后术区出血导致的术区张力增加。

总 结

目前，已有多种治疗牙周软组织缺损的手术术式。不论使用何种术式，均应遵循牙周整形手术的基本原则。术区的初期愈合和创口的稳定性是创口愈合的先决条件。为达到这一理想效果，在术前应该进行合理的病例筛选和患者依从性教育；在术中关注组织瓣厚度、组织瓣张力等因素，优化手术设计；在术后执行严格的术后行为指导，以减少菌斑附着和术区受力。

参考文献

[1] Zucchelli G, Mounssif I. Periodontal plastic surgery. Periodontol, 2000, 2015, 68:333–368.

[2] Chambrone L, Sukekava F, Araujo MG, et al. Root coverage procedures for the treatment of localised recession-type defects. Cochrane Database Syst Rev, 2009, 2:CD007161.

[3] Cairo F, Nieri M, Pagliaro U. Efficacy of periodontal plastic surgery procedures in the treatment of localized facial gingival recessions. A systematic review. J Clin Periodontol, 2014, 41 Suppl 15:S44–62.

[4] Polimeni G, Xiropaidis AV, Wikesjo UM. Biology and principles of periodontal wound healing/regeneration. Periodontol 2000, 2006, 41:30–47.

[5] Susin C, Fiorini T, Lee J, et al. Wound healing following surgical and regenerative periodontal therapy. Periodontol, 2000, 2015, 68:83–98.

[6] Susin C, Wikesjo UM. Regenerative periodontal therapy: 30 years of lessons learned and unlearned. Periodontol, 2000, 2013, 62:232–242.

[7] Tonetti MS, Prato GP, Cortellini P. Factors affecting the healing response of intrabony defects following guided tissue regeneration and access flap surgery. J Clin Periodontol, 1996, 23:548–556.

[8] Tonetti MS, Pini-Prato G, Cortellini P. Effect of cigarette smoking on periodontal healing following GTR in

infrabony defects. A preliminary retrospective study. J Clin Periodontol, 1995,22:229–234.

[9] Retzepi M, Tonetti M, Donos N. Gingival blood flow changes following periodontal access flap surgery using laser Dopple flowmetry. J Clin Periodontol, 2007,34:437–443.

[10] Retzepi M, Tonetti M, Donos N. Comparison of gingival blood flow during healing of simplified papilla preservation and modified Widman flap surgery: a clinical trial using Doppler flowmetry. J Clin Periodontol, 2007,34（10）:903–911.

[11] Burkhardt R, Lang NP. Coverage of localized gingival recessions: comparison of micro- and macrosurgical techniques. J Clin Periodontol, 2005,32:287–293.

[12] Cortellini P, Tonetti M. Microsurgical approach to periodontal regeneration. Initial evaluation in a case cohort. J Periodontol, 2001,72:559–569.

[13] Wachtel H, Hürzeler M, Köttgen C, et al. A microsurgical approach to guided tissue regeneration treatment. J Clin Periodontol, 2003,30:496.

[14] Wachtel H, Schenk G, Böhm S, et al. Microsurgical access flap and enamel matrix derivate for the treatment of periodontal intrabony defects: a controlled clinical study. J Clin Periodontol, 2003,30:496–504.

[15] Cortellini P, Tonetti M. Clinical performance of regenerative strategy for intrabony defects: scientific evidence and clinical experience. J Periodontol, 2005,76:341–350.

[16] Fickl S, Kebschull M, Schupbach P, et al. Bone loss after full-thickness and partial-thickness flap elevation. J Clin Periodontol, 2011,38:157–162.

[17] Oliver RG, Loöe H, Karring T. Microscopic evaluation of the healing and re-vascularization of free gingival grafts. J Periodontal Res, 1968,3:84–95.

[18] Kleinheinz J, Büchter A, Kruse-Lösler B, et al. Incision design in implant dentistry based on the vascularization of the mucosa. Clin Oral Implants Res, 2005,16:518–523.

[19] Hwang D, Wang HL. Flap thickness as an predictor of root coverage. A systematic review. J Periodontol, 2006,77:1625–1634.

[20] Cortellini P, Pini-Prato G, Nieri M, et al. Minimally invasive surgical technique and enamel matrix derivative in intrabony defects: 2. Factors associated with healing outcomes. Int J Periodontics Restorative Dent, 2009,29:257–265.

[21] Pini Prato G, Pagliaro U, Baldi C, et al. Coronally advanced flap procedure for root coverage. Flap with tension versus flap without tension: a randomized controlled clinical study. J Periodontol, 2000,71:188–201.

[22] Burkhardt R, Lang NP. Role of flap tension in primary wound closure of mucoperiosteal flaps: a prospective cohort study. Clin Oral Implants Res, 2010,21:50–54.

[23] Leknes KN, Roynstrand IT, Selvig KA. Human gingival tissue reactions to silk and expanded polytetrafluoroethylene sutures. J Periodontol, 2005,76:34–42.

[24] Leknes KN, Selvig KA, Boe OE, et al. Tissue reactions to sutures in the presence and absence of anti-infective therapy. J Clin Periodontol, 2005,32:130–138.

[25] Beauchamp P, Guzick D. Histologic response to microsuture materials. J Reprod Med, 1988,33:615–23.

[26] Sandberg N, Zederfeldt B. The tensile strength of healing wounds and collagen formation in rats and rabbits. Acta Chir Scand, 1963,126:187–196.

[27] Hogstrom H, Haglund U. Postoperative decrease in suture holding capacity in laparotomy wounds and anastomoses. Acta Chir Scand, 1985,151:533–5. 6 Basic Principles of Periodontal Plastic Surgery 82.

[28] Hogstrom H, Haglund U, Zederfeldt B. Suture technique and early breaking strength of intestinal anastomoses and laparotomy wounds. Acta Chir Scand, 1985,151:441–443.

[29] Langebaek J, Bay L. The effect of chlorhexidine mouthrinse on healing after gingivectomy. Scand J Dent Res, 1976,84:224–228.

[30] Heitz F, Heitz-Mayfield LJ, Lang NP. Effects of post-surgical cleansing protocols on early plaque control in periodontal and/or periimplant wound healing. J Clin Periodontol, 2004,31:1012–1018.

第7章　牙龈退缩的手术决策

Jamal M. Stein

摘 要

根面覆盖是牙周整形手术中最常见的治疗手段之一。本章节回顾了目前已经发表的关于牙龈退缩覆盖的手术方法，如冠向复位瓣、侧向转移瓣、软组织移植、各种术式联合和隧道技术；并讨论在术前计划时需要考虑的影响根面覆盖成功的主要因素，如患者因素、缺损类型和技术因素等，讨论了如何根据不同临床表现进行临床决策。

7.1　概　述

现代牙周塑形手术包括许多治疗和预防牙龈退缩的方法。根据 Miller[1] 和 Harris[2] 的建议，牙龈退缩手术要重建完整的根面覆盖，应达到以下目标：（重新）建立有足够宽度的角化龈（≥2mm），达到可接受的美学结果并形成生理形态的牙龈。Wennström[3] 的研究证实，将薄龈生物型改变为厚龈生物型，对于维持手术长期稳定的效果有重要意义。

不同的课题组发表了许多关于根面覆盖技术的研究。单颗牙牙龈退缩的 Meta 分析和系统评价 [3-6] 证实了可以采用冠向复位瓣（coronally advanced flap, CAF）、结缔组织移植（connective tissue graft, CTG）和引导组织再生（guided tissue regeneration, GTR）等方式治疗 Miller Ⅰ类和Ⅱ类 牙龈退缩，在临床上结缔组织移植技术比起引导组织再生更常使用。冠向复位瓣联合结缔组织移植技术或冠向复位瓣联合釉基质衍生物（enamel matrix derivatives, EMD）比单独使用冠向复位瓣技术效果更好 [4-5]，冠向复位瓣联合结缔组织移植能减少牙龈退缩程度 [5]，比冠向复位瓣联合釉基质衍生物技术增加更多角化黏膜 [7]，此外有限的证据 [8-9] 表明，胶原基质可替代结缔组织移植。有报道表明冠向复位瓣和胶原基质的联合应用比单独使用冠向复位瓣减少牙龈退缩的

AJ. M. Stein
Department of Operative Dentistry, Periodontology and Preventive Dentistry,
University Hospital Aachen, Aachen, Germany
e-mail: JStein@ukaachen.de

效果更好，但没有达到冠向复位瓣联合应用结缔组织移植的临床效果[5]。

对于多颗牙的牙龈退缩和 Miller Ⅲ 类的病例目前只有少量的文献证据支持。在最近数十年内，改良冠向复位瓣的设计[10]，翻半厚瓣并延伸到多个牙位，进行结缔组织移植，也称为隧道技术[11]，可作为进一步发展新翻瓣设计的基础。例如，根面覆盖时采用改良隧道技术[12-13]，以实现"无切口"设计。

7.2 根面覆盖的成功因素

许多混杂因素都可能会影响根面覆盖的结果。一般来说患者因素是其中重要的影响因素。

7.2.1 患者因素

除了糖尿病等系统性风险因素，吸烟会增加愈合过程中并发症的风险而影响手术治疗的成功率，也是影响根面覆盖手术结果的主要因素之一。在一项前瞻性临床研究中，Martins 等人[14]使用结缔组织移植进行根面覆盖，结果表明在吸烟者根面覆盖的比例（59.8%）要明显低于未吸烟者（74.7%），且临床附着水平和牙周探诊深度减少程度都要少于未吸烟组。在 Chambrone 等人的 meta 分析系统评价[15]中也证实了这个结论，但如果仅采用冠向复位瓣时吸烟组与未吸烟组在根面覆盖水平没有明显差别[15-16]。因此吸烟被认为可能是结缔组织移植的风险因素。

7.2.2 缺损相关因素

在所有缺损相关因素中，牙龈厚度是影响根面覆盖的主要因素。Baldi 等人[17]的研究表明冠向复位瓣时如果翻瓣厚度大于 0.8mm，有可能达到完全根面覆盖（100%）（图 7.1）。当患者为薄龈生物型需要进行根面覆盖时，建议辅助结缔组织移植以增加牙龈厚度。

另一个影响治疗的重要因素是邻近龈乳头高度与牙冠颊侧中部牙龈的位置关系。龈乳头的高度和颊侧牙龈位置都可以改变。Zucchelli 等人[18]研究表明有些临床情况下，根面覆盖手术可能无法达到完全覆盖釉牙本质界的效果，例如：龈乳头高度低，牙齿扭转、颈部缺损、𬌗面磨损后过度萌出。在牙颈部楔状缺损（无法探及釉牙本质界）或龈乳头高度不足（Miller Ⅲ 类）时，可以通过改变"理想龈乳头高度"方法（近中 / 远中线角到接触点的距离），用扇形弧线连接近中远中龈乳头顶点，以预测根面覆盖的可预期的最大程度，估计颊侧牙龈的最冠方位置（图 7.2）。

在牙齿扭转（釉牙本质界的高点向颊侧移位）或牙齿过度萌出时（釉牙本质界向冠方移位），可根据对侧牙重新判断"理想龈乳头高度"。

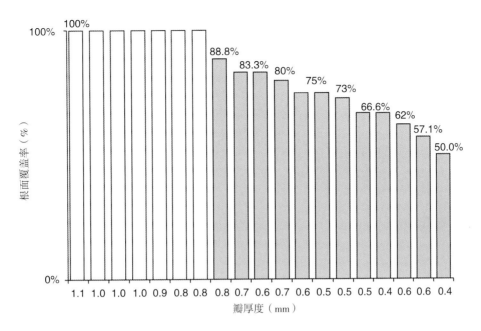

图 7.1 根据 Baldi 等人研究 [17]，根面覆盖率取决于最初牙龈厚度

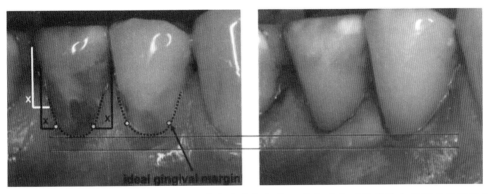

图 7.2 在颈部存在楔状缺损时估计根面覆盖的最大程度：改变原先测量接触点到线角的距离作为理想龈乳头高度 "X" 的方法，测量根方到近中/远中龈乳头顶点的距离，将两个顶点用扇形连接弧线连接，代表预期能达到的最冠方覆盖位置。ideal gingival margin：理想龈缘

7.2.3 手术因素

手术相关参数和术者的临床技能都会影响手术的结果。在缝合前瓣的张力是根面覆盖限制因素之一。Pini Prato 等人 [19] 在一项关于瓣张力影响的临床病例对照研究中发现，冠向复位瓣过程试验组的平均瓣张力约 6.5g，只有 18% 的患者能达到完全覆盖，对照组瓣张力平均约 0.4g，则有 45% 的患者达到完全根面覆盖。因此手术过程减小瓣的张力尽量达到创口被动关闭可能是实现完全根面覆盖的重要条件。

术后牙龈的位置对根面覆盖程度也有一定影响。Pini Prato 等人 [20] 研究发现术后牙龈边缘位置与根面覆盖有一定关系，若术后牙龈边缘位于釉牙本质界冠方 1mm 时，能有 71% 的患者达到完全根面覆盖，若术后牙龈边缘位于釉牙本质界冠方 2mm，则全部病例都完成根面覆盖。而当术后牙龈边缘位于釉牙本质界时，只有 15% 能达到完全覆盖（图 7.3）。因此为了补偿牙龈在愈合阶段向根方退缩，缝合时应尽量将瓣向釉牙本质界冠方缝合。

手术创口也会对治疗的成功率有影响。相比传统手术方法，使用微创手术器械和无创缝合材料（6.0-8.0）能使组织损伤减少到最小，明显促进创口愈合，牙周手术的效果也更好[21]。Burkhard and Lang[22] 比较了根面覆盖手术中使用微创或传统手术，根面覆盖率分别为 98.0% 和 89.9%。表 7.1 基于文献内容总结了临床实践中有关影响因素和建议。

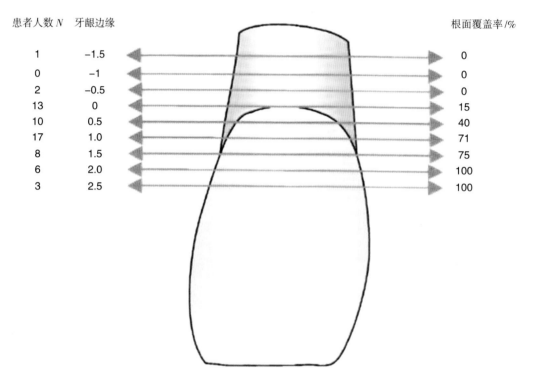

患者人数 N　牙龈边缘

1	−1.5
0	−1
2	−0.5
13	0
10	0.5
17	1.0
8	1.5
6	2.0
3	2.5

根面覆盖率 /%

0
0
0
15
40
71
75
100
100

图 7.3 根据 Pini Prato 等人研究，完全根面覆盖率取决于术后牙龈边缘的位置[20]

表 7.1　预防根面覆盖失败的操作建议

· 避免制定错误治疗计划（考虑 Miller 分类，缺损相关因素，如扭转、磨损、龈乳头高度）
· 考虑患者风险因素（吸烟、系统性疾病等）
· 应用微创手术观念
· 联合使用改良翻瓣设计、结缔组织移植、釉基质衍生物或胶原基质
· 若牙龈厚度 < 1mm 时考虑使用结缔组织移植增加牙龈厚度（生物型转化）
· 术后牙龈边缘位置应尽量位于釉牙骨质界冠方
· 被动缝合（避免黏膜瓣张力过大）

7.3　单颗牙牙龈萎退缩根面覆盖的技术

不同的作者提出治疗根面暴露的不同手术方法，下面讨论最常用的几种技术及其适应证。

7.3.1　冠向复位瓣

Harvey[23] 首先提出冠向复位瓣（coronally advanced flap, CAF）技术。与传统技术相比，冠向复位瓣最重要的是需要制备半厚瓣使瓣获得足够的动度。与全厚瓣相比，半厚瓣不从骨面剥离骨膜，这样能促进上皮下结缔组织的营养供给。采用改良缝合技术和微创手术的概念可以提高手术成功率和可预期性。冠向复位瓣是牙周塑形手术的基础技术，适用于退缩牙龈根方边缘至少有 2mm 角化龈的病例。

近年研究在传统冠向复位瓣技术上进行改良，在牙间乳头采用斜形切口（龈乳头旋转）[10] 有利于避免垂直松弛切口。正如之前已提到的根据牙龈的厚度，可以选择联合使用冠向复位瓣和釉基质衍生物（无须增加牙龈厚度，图 7.4）或选择冠向复位瓣和结缔组织移植（以增厚牙龈为目的，图 7.5）。

7.3.2　侧向转移瓣

侧向转移瓣（laterally positioned flaps, LPF）可以分为单侧（侧向滑行瓣）和双侧（双乳头瓣），这两种方式都是为了促进角化组织从单侧或双侧向牙龈退缩部位覆盖。最初单侧滑行瓣是由 Grupe and Warren[24] 提出，适用于牙龈向根方退缩且可用角化组

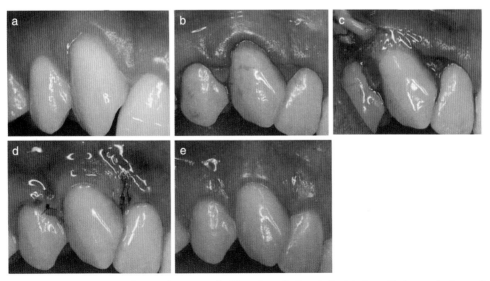

图 7.4　Miller I 类，采用改良冠向复位瓣技术 [10] 联合釉基质衍生物进行根面覆盖。a. 术前。b. 切口设计。c. 应用釉基质衍生物。d. 缝合。e. 术后 3 个月

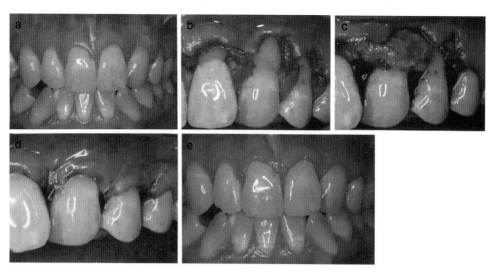

图 7.5　Miller I 类，采用改良冠向复位瓣技术 [10] 联合使用结缔组织移植。a. 术前。b. 切口设计。c. 固定结缔组织移植物。d. 缝合。e. 术后 4 个月

织 ≤ 2mm 的情况（图 7.6）。将退缩牙龈侧方的角化组织切下后，定位缝合固定在退缩的部位，供区以肉芽形式愈合（二期愈合）。目前也研究许多新的改良方法，例如采用半厚瓣技术，增加瓣的动度并防止骨面暴露，在预备供区角化组织时，保证与邻牙 1.5~2mm 的安全距离，防止邻牙发生医源性萎缩。

　　如果单侧的角化组织不足以覆盖退缩的范围，可以采用双乳头瓣 [2, 25]（图 7.7）。这项技术的基础原理是在退缩部位近远中两侧制备两块小的半厚瓣，然后将它们覆盖于退缩的根面并缝合固定。这项技术也能进一步发展为翻半厚瓣和改良缝合技术。

　　如果牙龈退缩的范围较窄，可以使用改良的"无切口式"双乳头瓣。在侧面及根方制备半厚瓣，形成一个袋，两侧牙龈即可移动至覆盖退缩的部位，或者进行结缔组织移植而无须另外松弛切口（图 7.8），这也是改良隧道技术的原则（见下文）。无论是单侧或双侧翻瓣设计都可联合结缔组织移植或釉基质衍生物，如果为薄龈生物型则使用结缔组织移植；如果是厚龈生物型则选择釉基质衍生物。

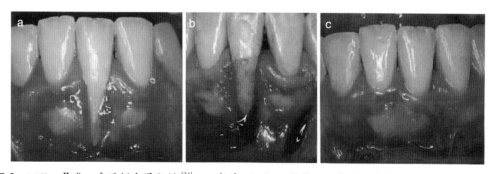

图 7.6　Miller II 类，采用侧向滑行瓣 [24]。a. 术前。b. 切口设计。c. 术后 4 个月

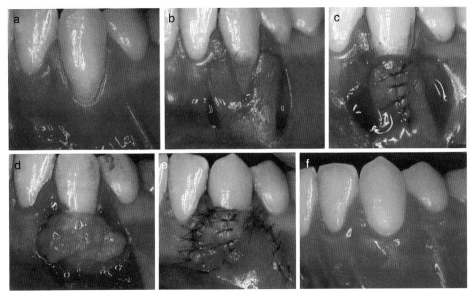

图7.7 Miller Ⅱ类，采用双乳头龈瓣复位术联合结缔组织移植[2]。a.基线水平。b.切口设计。c.两侧翻瓣覆盖退缩部位后缝合。d.固定结缔组织移植物。e.缝合完毕。f.术后4个月

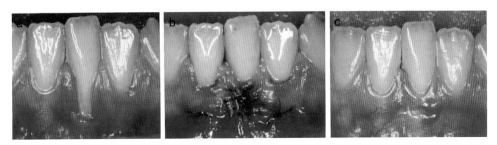

图7.8 窄型Miller Ⅱ类，采用改良"无切口式"双乳头龈瓣复位术联合结缔组织移植。a.术前。b.潜行分离预备根尖和侧方组织瓣后插入结缔组织移植物，缝合。c.术后3个月

7.3.3 其他技术

除了冠向复位瓣或侧向转移瓣技术外，使用信封技术插入结缔组织移植物[26]或改良隧道技术（见下文）也可用于根面覆盖。游离龈移植（free gingival grafts, FGG）[27]或是在美学上更关键的半月瓣[28]都可以用于根面覆盖。但由于存在游离龈移植受区颜色差异和半月瓣的潜在瘢痕等缺陷，这些方法不常被使用。

7.4 多颗牙龈退缩根面覆盖的技术

治疗多颗牙牙龈萎缩的方法几十年来一直在改变。一直以来冠向复位瓣（见上文）适用于根方有足够角化组织的病例。治疗涉及多颗牙时的牙龈萎缩与治疗单颗牙的原则一样。如果患者多颗牙牙龈萎缩且根方缺少足够的角化牙龈组织，可以采用改良

Nelson 技术进行多颗牙侧向瓣治疗，Nelson[29] 提出联合侧向滑行瓣和双乳头瓣的方法。现在这些治疗方案已逐渐被创伤小的隧道技术取代。

直到目前，大部分的牙龈萎缩病例都能通过隧道技术治疗。19853 年 Raetzke[26] 提出的"信封"技术，逐渐改良成"无切口式"设计。与"信封"技术和传统隧道技术 [11] 相比，"改良隧道技术"通过移动牙间乳头来实现隧道瓣向冠方进一步推进，促进结缔组织移植物的覆盖效果，根面覆盖效果更优。经过这些改进，先前简单的"信封"技术进一步发展成技术敏感性更高的改良隧道技术 [12]（图 7.9），使用特殊的隧道器械，可以简化手术过程，使改良隧道技术成为治疗多颗牙牙龈萎缩的普遍使用的技术。

7.5 治疗计划

使用什么治疗方法，主要取决于①退缩的程度，②退缩部位侧方及根方可用角化组织的量，③牙龈生物型。此外由于手术过程中瓣的厚度和隧道技术的技术敏感性高，术者的操作技能及经验也会影响操作结果。

图 7.10 是根据重要的参考指标提出在不同情况下建议采用的方式。直到目前只有 Mille 1~3 类被认为实施根面覆盖手术后能达到预期的效果，对于 Miller 4 类尚无可用的外科技术可以达到理想根面覆盖效果。如果退缩牙龈根方有足够的角化组织，可以采用冠向复位瓣技术，并根据牙龈生物型联合使用结缔组织移植（薄龈生物型）或釉基质衍生物（厚龈生物型）。薄龈生物型也可以替代选择改良隧道技术联合结缔组织移植（图 7.10 中细箭头所示）。需要注意的是，若退缩部位根方角化龈较宽时，采用改良隧道技术翻瓣的难度会增加，因此如果角化龈较宽时，可以采用经典 [23] 或改良 [10] 冠向复位瓣，改良冠向复位瓣可以用于单颗或多颗牙牙龈退缩。

如果根方的角化龈不足时，可以考虑使用改良隧道技术。相关临床研究 [31] 表明，Miller Ⅰ类退缩距离＜ 4mm 的患者，使用隧道技术治疗后 6 个月达到完全根面覆盖的

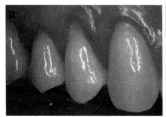
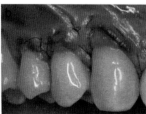
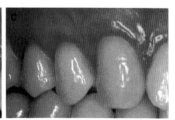

图 7.9　三颗连续牙位牙龈退缩，采用改良隧道技术。a. 术前。b. 插入结缔组织移植物，在冠方固定隧道瓣。c. 术后 3 个月

比例为84%。如果初始退缩距离≥4mm时，只有44%的患者暴露的根面可以完全覆盖。尽管这些数据循证依据较弱，但仍能说明牙龈退缩程度是根面覆盖的限制因素，正如隧道技术向冠方推进的程度是有限的。在牙龈退缩严重（≥4mm）的患者中，只要在侧面有足够的角化组织，建议采用侧向滑行瓣技术（图7.10）。在单颗牙牙龈萎缩时，如果近中或侧面有足够的角化组织（建议至少比退缩宽度宽2mm），建议采用（单侧）侧向滑行瓣。当单侧角化组织不足而近远中的角化龈总量足够时，可以采用双乳头瓣，范围广时采用经典术式，退缩范围窄时采用无切口改良式，根据牙龈生物型联合使用结缔组织移植或釉基质衍生物。如果是多颗牙的牙龈萎缩，可以选择 Nelson 技术[29]。

如果在侧面或根方都没有足够的角化组织，而前庭沟较深时，可以选择改良隧道技术，将瓣向冠方推进。但是如果退缩程度严重，达到完全根面覆盖的可能性会受到限制。如果前庭沟较浅，可以采用经典游离龈移植作为替代方案，但达到的美学效果

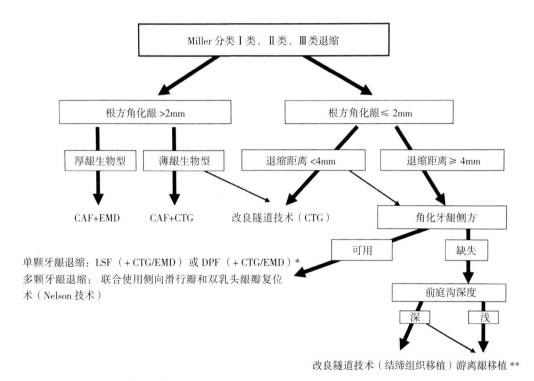

图 7.10 牙龈退缩覆盖决策树

CAF：冠向复位瓣；LSF：侧向滑行瓣；DPF：双乳头龈瓣复位术（退缩范围宽则采用经典形式；范围窄采用改良方法）；EMD：釉基质衍生物；CTG：结缔组织移植；FGG：游离龈移植。粗箭头代表首选方案，细箭头代表备选方案

* 如果退缩部位的近中或远中有足够的角化组织可以采用侧向滑行瓣，如果角化组织不足使用双乳头龈瓣复位术

** 冠向复位瓣可以作为之后的计划[30]

可能不如结缔组织移植，可以停止牙龈退缩进一步发展，加深前庭沟，形成稳定的角化组织带。后期可以在冠方进行附着龈增量覆盖牙龈萎缩部位[30]。

在所有可以应用结缔组织移植技术的适应证中，未来可能可以采用胶原基质作为替代品。当今胶原基质已可以在适当的时候作为结缔组织的代用品。但是目前关于比较结缔组织移植及其替代品的研究[5]提示：胶原基质在根面覆盖率和增厚牙龈等方面还不能达到与结缔组织移植技术相同的效果。还需要更多长期研究才能将胶原基质列入适应证决策中（图7.10）。

结 论

目前的文献表明，冠方、侧向或潜行分离（隧道技术）的翻瓣设计都可以作为根面覆盖的治疗手段。可以联合翻瓣与结缔组织移植或釉基质衍生物进行治疗，改善治疗效果。临床可以根据患者具体情况进行联合治疗。胶原基质可能在未来作为结缔组织移植的替代材料。

不同术式的适应证主要取决于患者相关因素，例如牙龈退缩程度，牙龈厚度及角化龈的量。可以根据龈乳头的高度、术后牙龈的位置及术后牙龈的厚度预测治疗的效果。手术相关因素（例如手术创伤）也会对结果产生一定影响。微创技术和瓣的无张力复位可以改善治疗的结果。

参考文献

[1] Miller PD Jr. A classification of marginal tissue recession. Int J Periodontics Restorative Dent, 1985,5:8–13.

[2] Harris RJ. The connective tissue with partial thickness double pedicle graft: the results of 100 consecutively-treated defects. J Periodontol, 1994,65:448–461.

[3] Roccuzzo M, Bunino M, Needleman I, et al. Periodontal plastic surgery for treatment of localized gingival recessions: a systematic review. J Clin Periodontol, 2002,29:178–194.

[4] Cairo F, Pagliaro U, Nieri M. Treatment of gingival recession with coronally advanced flap procedures: a systematic review. J Clin Periodontol, 2008,35:136–162.

[5] Cairo F, Nieri M, Pagliaro U. Efficacy of periodontal plastic surgery procedures in the treatment of localized facial gingival recessions. A systematic review. J Clin Periodontol, 2014,41:44–62.

[6] Oates TW, Robinson M, Gunsolley JC. Surgical therapies for the treatment of gingival recession. A systematic review. Ann Periodontol, 2003,8:303–320.

[7] McGuire MK, Nunn M. Evaluation of human recession defects treated with coronally advanced flaps and either enamel matrix derivative or connective tissue. Part 1: comparison of clinical parameters. J Periodontol, 2003,74:1110–1125.

[8] Jepsen K, Jepsen S, Zucchelli G, et al. Treatment of gingival recession defects with a coronally advanced flap and a xenogeneic collagen matrix: a multicenter randomized clinical trial. J Clin Periodontol, 2013,40:82–89.

[9] McGuire MK, Scheyer ET. Xenogeneic collagen matrix with coronally advanced flap compared to

connective tissue with coronally advanced flap for the treatment of dehiscence-type recession defects. J Periodontol, 2010,81:1108–1117.

[10] Zucchelli G, De Sanctis M. Treatment of multiple recession-type defects in patients with esthetic demands. J Periodontol, 2000,71:1506–1514.

[11] Allen AL. Use of the supraperiosteal envelope in soft tissue grafting for root coverage. I. Rationale and technique. Int J Periodontics Restorative Dent, 1994,14:216–227.

[12] Azzi R, Etienne D. Recouvrement radiculaire et reconstruction papillaire pargreffon conjonctif enfoui sous un lambeau vestibulaire tunne'lise' et tracte' coronairement. J Parodontol Implant Orale, 1998,17:71–77.

[13] Zabalegui I, Sicilia A, Cambra J, et al. Treatment of multiple adjacent gingival recessions with the tunnel subepithelial connective tissue graft: a clinical report. Int J Periodontics Restorative Dent, 1999,19:199–206.

[14] Martins AG, Andia DC, Sallum AW, et al. Smoking may affect root coverage outcome: a prospective clinical study in humans. J Periodontol, 2004,75:586–591.

[15] Chambrone L, Chambrone D, Pustiglioni FE, et al. The influence of tobacco smoking on the outcomes achieved by root-coverage procedures: a systematic review. J Am Dent Assoc, 2009,140:294–306.

[16] Chambrone L, Tatakis DN. Periodontal soft tissue root coverage procedures: a systematic review from the AAP Regeneration Workshop. J Periodontol, 2015,86:8–51.

[17] Baldi C, Pini-Prato G, Pagliaro U, et al. Coronally advanced flap procedure for root coverage. Is flap thickness a relevant predictor to achieve root coverage? A 19-case series. J Periodontol, 1999,70:1077–1084.

[18] Zucchelli G, Testori T, De Sanctis M. Clinical and anatomical factors limiting treatment outcomes of gingival recession: a new method to predetermine the line of root coverage. J Periodontol, 2006,77:714–721.

[19] Pini Prato G, Pagliaro U, Baldi C, et al. Coronally advanced flap procedure for root coverage. Flap with tension versus flap without tension: a randomized controlled clinical study. J Periodontol, 2000,71:188–201.

[20] Pini Prato GP, Baldi C, Nieri M, et al. Coronally advanced flap: the post-surgical position of the gingival margin is an important factor for achieving complete root coverage. J Periodontol, 2005,76:713–722.

[21] Cortellini P, Tonetti MS. Microsurgical approach to periodontal regeneration. Initial valuation in a case cohort. J Periodontol, 2001,72:559–569.

[22] Burkhardt R, Lang NP. Coverage of localized gingival recessions: comparison of micro- and macrosurgical techniques. J Clin Periodontol, 2005,32:287–293.

[23] Harvey P. Management of advanced periodontitis. Part 1. Preliminary report of a method of surgical reconstruction. N Z Dent J, 1965,61:180.

[24] Grupe HE, Warren R. Repair of gingival defects by a sliding flap operation. J Periodontol, 1956,27:92–95.

[25] Cohen DW, Ross SE. The double papillae repositioned flap in periodontal therapy. J Periodontol, 1968,39:65–70.

[26] Raetzke PB. Covering localized areas of root exposure employing the "envelope" technique. J Periodontol, 1985,56:397–402.

[27] Sullivan HC, Atkins JH. Free autogenous gingival grafts. I. Principles of successful grafting. Periodontics, 1968,6:121–129.

[28] Tarnow D. Semilunar coronally positioned flap. J Clin Periodontol, 1986,13:182–185.

[29] Nelson S. The subpedicle connective tissue graft technique for root coverage. J Periodontol, 1987,56:715–720.

[30] Bernimoulin JP, Lüscher B, Mühlemann HR. Coronally repositioned periodontal flap. Clinical evaluation after one year. J Clin Periodontol, 1975,2:1–13.

[31] Thalmeir T, Fickl S, Hinze M, et al. Tunneltechnik bei multiplen Rezessionen—vorläufige Ergebnisse einer prospektiven Untersuchung. Parodontologie, 2010,21:292.

第 8 章　使用自体组织进行牙龈退缩的覆盖

Péter Windisch, Bálint Molnár

摘　要

在单个或多个牙龈退缩缺损区重建天然红色美学需要恰当的手术计划并谨慎选择移植方法。采用先进的外科技术进行自体游离软组织移植仍然是牙龈退缩治疗的金标准，自体组织对退缩部位的覆盖（recession coverage）稳定性好。手术前必须评估供区可能的并发症；获取移植物前应该仔细设计，手术过程要尽可能精细，以尽量减少术后患者的不适。

8.1　概　述

牙周整形手术的主要目的之一是重建天然红色美学。采用自体软组织移植治疗牙龈退缩是寻找满意和可预期的方法来优化根面覆盖和组织融合（tissue blending）的一个典型例子。20 世纪 50 至 60 年代，维持供区部位的组织完整性的侧向转移瓣（Laterally positioned flap）技术已被用于治疗单颗牙的牙龈退缩[1-2]，并沿用至今[3]。这些手术干预使受体部位组织呈现自然的颜色和纹理，但常伴随显著的术后疼痛，并有出现二次退缩以及供区裸露、骨组织吸收的风险。20 世纪 60 年代早期，游离自体软组织移植作为侧向转移瓣手术的替代方法被用于覆盖牙龈退缩[4-5]。目的是增加角化牙龈宽度和厚度，这是保持牙龈健康所必需的[6-7]。

根据最近的文献资料，与单纯的根面覆盖技术相比，用于覆盖牙龈退缩的游离软组织移植可以提高组织的长期稳定性[8-10]。游离的软组织移植物与供区完全分离，可与根向复位或冠向复位的带蒂组织瓣联合使用，也可与信封技术（envelope）或隧道技术联合使用。通过从远离术区的非美学区（esthetically irrelevant area）的口腔黏膜获取游离软组织移植物，可以避免邻牙在侧向转移瓣手术后出现供区并发症。由于邻

P. Windisch　B. Molnár
Faculty of Dentistry, Department of Periodontology, Semmelweis University,
Budapest, Hungary

近部位的二期愈合引起的根面过敏和美学受损的风险也会降低；然而，组织融合取决于移植物的成分。

8.2 自体软组织移植物

8.2.1 游离龈移植物

20世纪60年代以来，牙龈移植开始用于牙龈退缩的覆盖。1963年，Björn报道了第一例包含结缔组织和覆盖上皮的牙龈移植[4]。Nabers在软组织获取过程中采用了全厚牙龈瓣，并第一次使用游离龈移植（FGG）这一术语[5]。随后，上腭逐渐成为获取自体移植组织的主要供区[11]（图8.1）。尽管一部分文献资料指出，牙齿周围角化组织的宽度与组织的健康稳定关系不大[12-13]，游离龈移植（FGG）依然成为临床上治疗牙龈退缩的常见方法[14-17]。

FGG在移植物存活和术后组织稳定性方面表现出了较高的可预期性。具有上皮覆盖的腭部软组织移植物被移植到受体部位后仍然能保持其原有特性，FGG的表型受供区基因决定，这一点对于局部组织的角化具有重要的临床意义，但是这也可能出现移植物增生和颜色的差异，导致牙龈的表型与受体部位不同[18-19]。为此，对于美学要求高的病例，选择性的应用自体、异体或异种移植物可能是一种有效的治疗策略。

8.2.2 上皮下结缔组织移植物

文献指出，FGGs有两种主要局限性：组织轮廓过度膨大和与受体部位的颜色不匹配[20]。在20世纪80年代，关于上皮下结缔组织移植物（SCTG）的临床优点的报道愈发多见[21-22]。SCTG与FGG相比，其优势主要源于缺乏上皮，这一点已经得到充分证明，成为过去三十年中首选的移植方式（图8.1）。SCTG移植是牙周整形外科中功能最全、在美学上可预期的移植方式之一。SCTG结合半厚带蒂瓣、信封瓣或隧道型瓣可以达到用游离移植组织和受区的结缔组织对丧失的牙龈组织进行重建，这样可以充分保留移植物的活力和覆盖裸露的牙根表面。由于移植组织有双侧血供（来自下面覆盖的骨膜和上面覆盖的黏膜瓣），SCTG可以提高牙根部的覆盖率[23]。

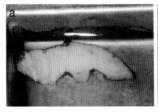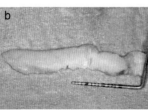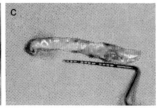

图8.1 游离自体软组织移植。a.游离龈移植物（FGG）。b.上皮-上皮下结缔组织移植物（ESCTG）。c.上皮下结缔组织移植物（SCTG）

有人认为，下层的结缔组织对上层覆盖的移植瓣上皮角化[18-19]有决定性作用。但是在 SCTG 的情况下，这种现象就不如 FGG 明显了，所形成的有限的角化组织可以更好地与周围组织融合[20]。因此上层移植瓣与周围受体牙龈组织相似，有更好的颜色匹配和美学效果。此外，如果 SCTG 是通过半厚瓣预备的，受体和供区的创口愈合会更好，这将会促进组织的成熟并减少术后不适[24]。

SCTG 的应用可以获得更出色的美学效果和可预期性。但是，在需要改变牙龈组织的表面特性或必须大量增加角化牙龈的宽度和厚度的情况下，SCTG 移植不是首选方法。此外，对于上腭咀嚼黏膜较薄的患者，其供区组织数量有限，应考虑放弃从上腭取材而改用其他供区（例如上颌结节或下颌牙槽结节）或异体和异种移植物[25-26]。

8.2.3　部分上皮组织移植物

在角化牙龈较薄或浅的前庭沟位置覆盖裸露的牙根对临床医生来说非常具有挑战。如果有较高的系带附着或肌肉牵拉，尤其是在下颌前部，SCTG 移植结合带蒂瓣或隧道瓣可能也无法确保移植组织的稳定性，从而导致移植失败。而另一方面，FGGs 移植与根向复位瓣结合可确保移植物的稳定性，但是，其颜色差异也会影响美学效果。

因此，对于这种情况，学者提出了采用结合 FGG 和 SCTG 的优点的上皮 – 上皮下结缔组织移植物（ESCTG）结合信封瓣进行移植[27]（图 8.1）。采用这种方法时，放置上皮移植瓣用于覆盖裸露的根面。一种类似的方法也被报道，即采用部分上皮化的游离龈移植物（PE–FGG）与根向复位瓣结合用于治疗下颌前牙的牙龈退缩[28]。两种方法均可以增强抵抗肌肉黏膜张力的能力，从而降低膜龈联合（MGJ）移位或前庭沟变浅的风险。此外，两位作者都报道了在组织完全成熟后，角质化组织的量会增加，同时该方法可以达到类似于 SCTG 移植的颜色匹配的效果。

8.3　选择游离软组织移植供区的解剖学考虑

游离自体软组织移植物需要第二个手术区作为供区。与所有牙周外科手术一样，自体软组织移植物的获取技术敏感性高。为了避免手术并发症，必须全面了解供区的解剖结构。

在日常临床实践中通常选择硬腭，最终可能会增加患者术后并发症的发病率。此外，可以从上颌结节、无牙颌牙槽嵴（例如，从下颌牙槽结节）或某些情况下从牙龈获得自体软组织移植物。如果患者拒绝从以上供区获得移植物，可以使用同种异体或异种移植物代替自体软组织移植物[25]。

8.3.1 硬腭前部

硬腭是最常见的软组织移植物供区。但是咀嚼黏膜的厚度可能会影响获取软组织的体积。硬腭组织学分析显示硬腭有以下结构：上皮层（0.3~0.6 mm）、固有层（1~1.5 mm）、黏膜下层和骨膜。黏膜下层含有脂肪组织和小唾液腺[29]。

咀嚼黏膜的厚度有明显的个体差异，并且还取决于硬腭不同的区域。首先要考虑的是最厚的组织位于尖牙远中到第一磨牙腭根的近中（有时这一位置常常由于根的突出，黏膜会明显变薄）。第二个必须考虑的解剖学结构是腭大动脉。腭部的血管神经束通过腭大孔前方的骨沟，与鼻腭动脉末端分支在上颌骨前部，尖牙的前方形成吻合支（图 8.2）。腭大动脉与尖牙牙龈边缘距离平均 12mm，在磨牙区域离龈缘为 14mm[30]。根据其他作者的资料，从上颌磨牙釉牙骨质界（CEJ）开始测量，腭大动脉大约走行在腭部高度的 76%[31]。为了测量腭部供区的厚度，可以使用带有硅胶环的扩锉针进行测量。这种方法可能可以识别固有层和脂肪黏膜下层的过渡区域[32]。

8.3.2 上颌结节和硬腭后部

第二磨牙和第三磨牙水平的上颌结节和硬腭的咀嚼黏膜有相似的组织学特征：都含有大量致密的胶原纤维，没有脂肪和腺体组织[33]。

上颌结节的咀嚼黏膜较上腭（不超过 3 mm）厚（超过 4mm）[34]，在没有第三磨

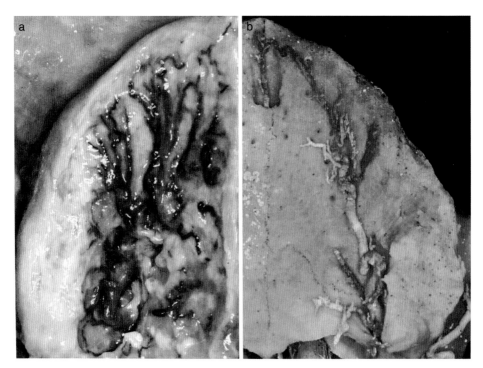

图 8.2 解剖标本显示了腭大动脉（GPA）的走行。a. 注入乳胶液。b. 腐蚀铸造（由 Dr. Arvin Shahbazi 提供）

牙的情况下可以收获体积大的移植物，特别是在拔牙 2~3 个月后。因此硬腭远中部分，在某些情况下可以获得足够的组织以用于单侧的完全退缩的牙根覆盖。从这些区域获得的 SCTG 与硬腭前部相比，更加坚实，术后收缩率通常较小，但另一方面，它们与 FGG 相似，更有可能发生移植物增生和瘢痕形成[29]。

8.3.3　缺牙区牙槽嵴（下颌牙槽结节）

少数情况下，缺牙区牙槽嵴，尤其是在没有第三磨牙的下颌牙槽结节，可以被视为另一种获取自体软组织的创伤较小的供区。获取的组织质量上与上腭后部类似。这种位置取软组织可以用于治疗下颌牙龈退缩，主要是考虑到由于供区靠近受区，而不需要从硬腭组织切除。

8.4　软组织移植物获取方法

8.4.1　游离龈移植物的获取

Sullivan 和 Atkins 首次于 1968 年将硬腭作为 FGG 的供区，自那时起就成了 FGG 获取的标准。获取覆盖牙根的 FGG 的最佳部位是尖牙远中部位，自龈缘起至少 2mm，宽度为 5~8mm，长度为能覆盖受体部位的理想长度。首先通过两个平行纵向切口与垂直切口相交，根据所需移植物大小进行切口制备。沿着平行边缘的切口制备半厚的移植瓣，以获取 1.5~2mm 厚的 FGG，且不接触骨膜。获取的组织可以作为一种即用型 FGG，或者可以在口外去上皮以获取包含固有层的 SCTG，该层富含致密的胶原纤维，尤其是在第二磨牙附近从硬腭后部开始的区域。供区损伤容易出现二期创口愈合，因此提出了几种方法来改善上皮内向生长，从而缩短愈合时间，比如放置天然胶原蛋白海绵或基质（图 8.3），用水平或交叉褥式缝合进行固定，或者用预制的丙烯酸板覆盖上腭，增强血凝块的稳定性。但这些方法都不能明显减少术后患者不适、供区疼痛、术后出血以及由于组织坏死导致的创口愈合时间延长。上述并发症也是制取腭部全厚组织瓣术后的常见并发症[20]。

8.4.2　"活页门"技术

Edel 首先报道了"活页门"技术，通过"活页门"技术，获取 SCTG 时没有一起切除上皮[15]。该技术根据移植物的尺寸应用近中和远中垂直切口。用一个从上腭近中到远中的切口连接松解切口，制备半厚瓣形成一个类似于"活页门"的组织瓣（图 8.4）。垂直切口应在根方比移植物预期冠根向长度再延伸 1mm，以更好地进行根方切口，该切口通过单一切口技术中所述的半厚锐性分离技术从"活页门"组织瓣下方获取 SCTG。取下结缔组织移植物后，可以用单个间断或水平 / 改良交叉褥式缝合法关闭创口。由于采用垂直切口，供区可能发生的并发症包括二期创口愈合和术后出血。

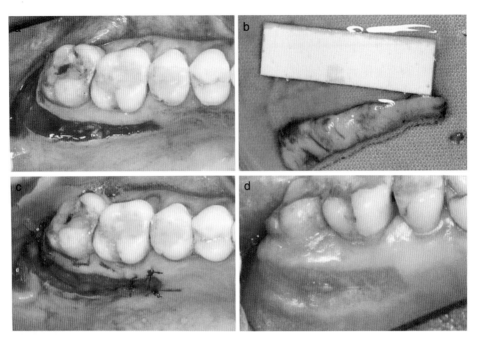

图 8.3 获取游离龈移植物（FGG）。a.供区部位。b.FGG 和异种移植物基质。c.供区被异种移植物基质（mucoderm®，botiss，Zossen，德国）覆盖。d. 14 d 后愈合情况

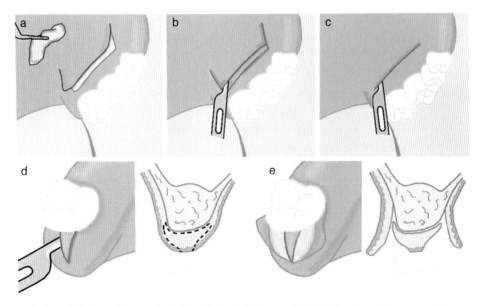

图 8.4 上皮下结缔组织（SCTG）获取技术的示意图。a."活页门"。b.双切口。c.单切口。d.远端楔形切口。e.远端楔形瓣（由 Dr. Dániel Palkovics 提供）

8.4.3 平行切口技术

平行切口技术首先由 Langer 和 Calagna 提出[21]，随后 Harris 也在 1997 年提出此

概念 [35]。从牙龈边缘 2~4mm 处开始，在腭部做两条深度为 8~10mm 的纵向平行半厚切口（如单一切口技术中所述），与"活页门"技术类似，在切口近中和远中范围内垂直松解切口（图 8.4）。在垂直切口之间的结缔组织下方做一个切口以从腭骨表面分离移植物。通过移除由平行切口之间的上皮组织来获得 SCTG。如果需要未经去角化处理的 ESCTG/PE-FGG，则这种方法比较有利。供区并发症情况与"活页门"技术相仿，二期创口愈合更明显。

8.4.4　单一切口技术

Hürzeler 和 Weng 于 1999 年首次介绍了单一切口技术 [24]，2000 年 Lorenzana 和 Allen 进行了验证 [36]。首先，用 15 号手术刀与腭骨呈 90° 做一个全厚切口，接着刀刃呈 135°~180°，以半厚切口朝腭中线潜行分离腭部咀嚼黏膜（图 8.4）。该切口不应延伸超过 8mm 的深度，因此可以用 15 号手术刀进行操作，其刀刃的长度大约为 8mm[29]。在开放一个腭部信封切口后，在信封瓣结缔组织的近中、远中和根尖方切取获得 SCTG。该技术最大的优点是由于没有垂直切口，血供破坏较少，闭合创口简单，但是操作视野较差 [24]。

必须要注意的是腭部的大小神经和血管。切口应当限制在尖牙的远中，以避开尖牙前部靠近釉牙骨质界走行的腭大神经和血管。当获取移植物时，切口应当在牙龈边缘根向至少 2mm 的位置，以避免供区创口愈合期间由于旁侧血液供应受阻导致的边缘组织坏死 [29]。

可以获取带或不带骨膜的 SCTG，后者可能有更好的机械性能，但在咀嚼黏膜较薄的情况下术后不良反应更明显。单一切口技术可以在达到创口一期愈合，术后创口愈合效果最好，但是某些情况下也可能会发生供区疼痛和组织坏死。

8.4.5　远中楔形瓣技术

远中楔形瓣技术（distal wedge technique）最初用于在切除牙周袋的过程中纠正上颌第二磨牙远中软组织过多 [37]。该方法适用于患者因美学问题进行软组织移植的情况。如果最远端的牙齿是第一磨牙，则可以延长获取移植物的区域；如果有第三磨牙，移植物的尺寸将受到限制。该技术也可以用于从上颌结节和下颌牙槽结节获取 SCTG、FGG 或部分上皮化的结缔组织移植物。

远中楔形瓣技术通过设计两个近远中向、根尖分离的锐角切口，形成一个梯形轮廓的移植物。切口应从最后一个邻牙的远中面开始，尽可能地在咀嚼黏膜内向远侧延伸。从咬合面看，切口应该为矩形或三角形 [29]（图 8.4）。该技术可以在拔除第三磨牙的同时进行，但由于拔牙后愈合阶段供区结缔组织增加，拔牙后 2 个月进行手术最优。大多数情况下，可以通过制备颊部半厚瓣增加其动度来封闭供区创口，否则会有部分患者发生二期创口愈合。因此，考虑到患者并发症发病率较低和获取的移植物质量较高，远中楔形技术是最受欢迎的自体组织瓣获取方法之一[29]。

8.5 自体软组织移植物的愈合

在自体软组织移植物整合的过程中，主要发生的是修复性愈合，形成一个长的上皮连接。真正的牙周组织再生只能发生在牙槽嵴处[38-40]。根据狗和猴子的动物实验，自体软组织移植后的创口愈合分为三个阶段[41-42]。

（1）初期愈合（0~3d）：来自受植床的无血管的"血浆循环"能保证移植物的存活。移植物固定在受体部位后，施加压力排除大部分渗出液，在移植物和受体组织之间形成薄层渗出液。如果渗出液过多或血块残留，"血浆循环"就会受阻，最终导致移植排斥。FGG 的上皮层容易发生早期坏死并剥离。

（2）血运重建（3~11d）：术后 2~3d 内，移植物和受体区域血管发生吻合，在术区重建血运循环。随后进行性的血管增殖逐渐形成致密的毛细血管网。与此同时，移植物和受区结缔组织之间形成纤维附着。非埋植的移植物再上皮化主要是由于邻近组织的增殖。

（3）组织成熟（11~42d）：移植物的血管网络恢复正常的结构和功能。此外，在这一阶段中随着角化层的建立，上皮逐渐成熟。

8.6 现代化手术技术与游离自体软组织移植物的结合

相关文献描述了一些与游离自体软组织移植物相结合的方法来治疗单个或多个位点牙龈退缩。与一些有较高并发症风险的个性化手术方式相比，其中一些方法手术难度不大且具有更佳的治疗预期，如侧向转移瓣[1,43]（图 8.5）和双乳头瓣[44]（图 8.6），这两个技术敏感性更低，美学效果可预期性更好。本书中将会讨论在单个和多个牙位退缩型缺损[45]的根面覆盖中广泛应用的手术技术。以下手术方法目前被认为是该领

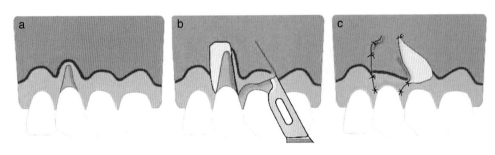

图 8.5 侧向转移瓣的示意图。a.基线。b.组织瓣设计。c.缺损覆盖（由 Dr. Dániel Palkovics 提供）

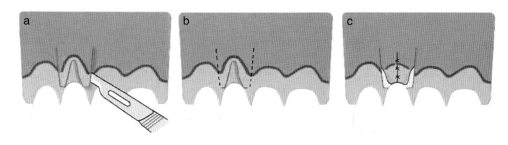

图 8.6　双乳头瓣的示意图。a. 半厚切口。b. 组织瓣设计。c. 缺损覆盖（由 Dr. Dániel Palkovics 提供）

域最新技术，可与 FGG、SCTG 和部分上皮化的自体软组织移植结合使用。

8.6.1　与 FGG 和 PE-FGG 相结合的手术方法

8.6.1.1　一步法 FGG/PE-FGG 技术

1963 年 Björn 和 Nabers 首次建议将根向复位瓣与 FGG 相结合，扩大附着龈范围 [4-5]。由于移植物和受植区组织预期颜色差异，可以通过这种方法处理非关键美学区域的单个或多个牙的牙龈退缩缺陷，用于牙根部覆盖和角化牙龈增量。根据根向复位瓣的标准方法，根面平整后，进行半厚瓣制备，形成 3~5mm 宽的受植床。供区通常是硬腭或者上颌结节。通过可吸收或不可吸收的 6-0 单股缝线将获取的 FGG 固定于受区，注意移植瓣与骨膜和相邻牙龈位置协调。加压按压 1~2min，以防止两层组织间形成血凝块导致移植瓣坏死。建议使用牙龈敷料保护创口，但这有可能出现由敷料松动引起的局部缝线牵拉松动。

在愈合的最初几天中，移植物从骨膜中吸收营养；血运重建的过程则与本书描述一致。14d 后拆线。组织成熟和结缔组织形成需要 6~8 周才能完成。

在愈合期间，如果发生引起感染或移植物松动的不良事件，则可能会出现部分组织退缩或移植物坏死。如果没有感染，并且创口愈合良好，则移植物表面将脱屑并随后从邻近部位重新上皮化。由于增生引起过度爬行，导致的移植物过度生长可能在手术后 6~12 个月出现 [46-47]，很可能会导致移植物和相邻位点之间颜色和纹理不匹配，这一缺点限制了其在美学区域中的使用（图 8.7）。

作为替代方案，有人提出用相同的手术方法放置 PE-FGG [28]，从而提供相似的组织稳定性和更有利的颜色融合。

8.6.1.2　两步法 FGG 技术

两步法 FGG 技术由 Bernimoulin 等于 1975 年首先报道 [14]。它基于牙龈增量的一期手术和将已与局部组织整合的移植物进行冠向复位的二期手术。手术的第一阶段与一步法中所述类似。两步法 FGG 与经典的根向复位瓣 -FGG 方法的主要区别在于保留了现有的角化牙龈；在 MGJ 进行切口翻瓣后，将 FGG 置于骨膜床根方，以扩大退

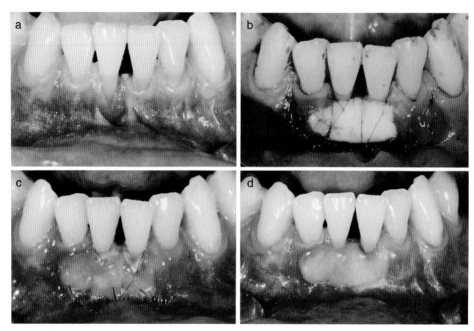

图 8.7 　根向复位瓣结合游离龈移植，多发性 Miller Ⅳ 类缺损。a. 基线。b. 移植到位。c. 愈合 14d。d. 术后 1 年效果

缩部位的角化牙龈。移植 2 个月以后，提高冠向复位瓣（CAF）以重新定位先前增量的角化组织以覆盖根部。手术的第二阶段与冠向复位瓣技术相同。

8.6.2 　与 SCTG 和 ESCTG 相结合用于单个牙龈退缩覆盖的手术方法

8.6.2.1 　冠向复位瓣技术

Brustein 首先将冠向复位瓣（CAF）描述为美容性牙周冠向复位带蒂组织瓣[48]，随后其他学者进行了改良[49-50]。根据最近的系统评价，CAF 被认为是覆盖单个牙龈退缩的最可靠的技术[51]。

首先在术区行近中和远中的双侧梯形切口：用 15 C 或显微外科手术刀片从解剖学乳头尖端到超过退缩深度 1mm 的水平，做双侧水平半厚切口。接着做斜向的垂直松弛切口。在乳头区域为半厚瓣，然后用钝性剥离工具将从牙龈顶点（Z 点）到 MGJ 翻开全厚附着龈。然后，从 MGJ 向前庭沟方向解剖，预备半厚瓣（split-thickness manner）锐利解剖，继续翻开组织瓣，将松散的和柔软的黏膜 – 黏膜下层从下面的肌肉和骨膜层分离。彻底分离组织瓣后，将之前获取的 SCTG 放在釉牙骨质界水平。移植物可以用可吸收缝线固定到受体骨膜床上，或者通过褥式缝合固定到相邻的黏膜。之后，将解剖学乳头去上皮化，将组织瓣向冠方推进，使软组织瓣乳头完全覆盖去上皮的龈乳头区域。用不可吸收的 6–0 单股缝线双悬吊缝合固定组织瓣，保证组织瓣的边缘在釉牙骨质界冠方 1mm。最后，从最顶端开始，用斜行的间断缝合闭合垂直切口。

加压按压 1~2min，以防止由于两层之间出现血凝块引起移植物坏死。14d 后拆除缝线（图 8.8）。

1977 年 Maynard 提出 [52] 在将 CAF 作为两步法 FGG 移植的一部分时，成功的标准如下：邻面缩窄较小、解剖学的牙槽间隔高度、邻牙釉牙骨质界 1mm 内的组织高度、FGG 冠向复位前要愈合 6 周、降低根部突度，以及在手术中适度地松解组织瓣以防止愈合过程中的回缩。

随着技术的发展和不断改良，这些解剖限制已得到改变和扩展了。根据现在的标准，使用 CAF 方法可以在 Miller Ⅰ、Ⅱ类情况下完全覆盖住牙根；在 Miller Ⅲ级病例中部分覆盖。然而，缺乏角化牙龈仍然是 CAF 应用的主要障碍，需要与 SCTG 联合进行或选择其他手术方法。与单独使用 CAF 相比，同时进行 SCTG 移植或先进行 FGG

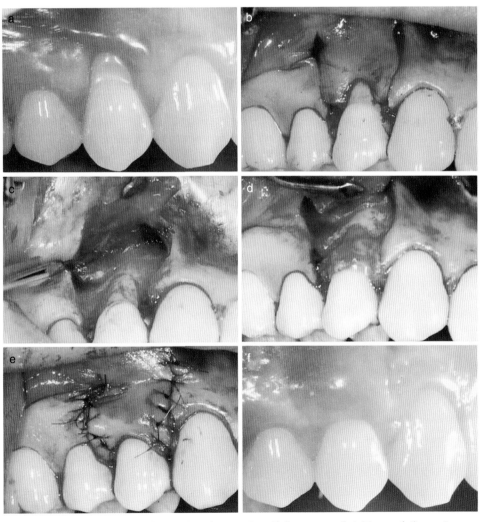

图 8.8　冠向复位瓣与上皮下结缔组织移植（SCTG），单个 Miller I 类缺损。a.基线。b.切口。c.预备半厚 – 全厚 – 半厚瓣。d.SCTG。e.缝合。f.术后 5 年

移植可以获得更好的长期效果；这样可以防止 5 年后再次发生退缩 [9]。

8.6.2.2 半月形冠向复位瓣技术

半月形冠向复位瓣（semilunar coronally advanced flap technique，SCAF）技术 [54] 是 CAF 的替代方案，可用于治疗在退缩根方至少有 3mm 宽和 1mm 厚的角化牙龈的单颗或多颗牙牙龈退缩。SCAF 适应证有限，无须额外的游离软组织移植物（图 8.9）。

局部麻醉后，在 MGJ 水平做一个半月形切口。然后，从龈沟开始潜行分离半厚瓣。分离的环状角化龈用 6/0 不可吸收的单股缝线固定在 CEJ 的水平，在 14d 后拆除缝线。SCAF 具有出色的美学效果以及长期的组织稳定性；但是它仅适用于有厚型牙龈生物型和良好膜龈联合的病例。

8.6.2.3 信封技术

信封技术（envelope technique，ET）用于结合 SCTG 或 ESCTG 覆盖 Miller Ⅰ、

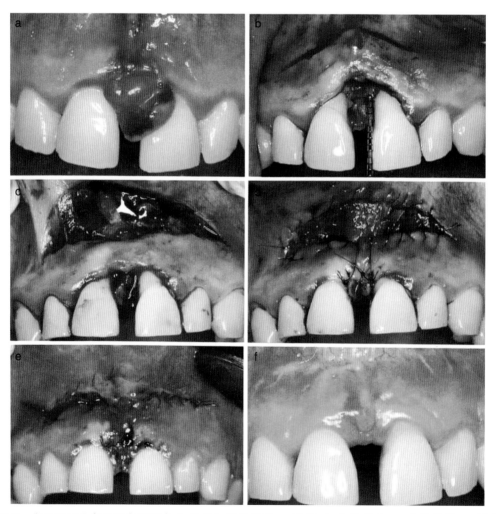

图 8.9 半月形冠向复位瓣（SCAF），切除巨细胞牙龈瘤 a. 基线。b. 切除术后。c. 半月形瓣。d. 缝合。e. 愈合 7d。f. 术后 2 年

Ⅱ 和 Ⅲ 类牙龈退缩。从龈沟向相邻乳头开始，用 15C 或显微外科手术刀片进行锐性分离，准备一个半厚信封瓣（龈袋），其深度由先前获取的移植物大小决定。随后，将 SCTG[55] 或 ESCTG[27] 放置在釉牙骨质界水平的信封袋中。用 5-0 或 6-0 不可吸收单股缝线进行间断式缝合、褥式或悬吊缝合固定移植物和组织瓣。14d 后拆除缝线（图 8.10）。

移植物的未覆盖部分在愈合期间会表现出类似于 FGG 的脱屑和再上皮化；但是与受体组织相比，这不会导致肉眼可见的颜色混合差异。由于保留的表层上皮的保护功能，使用 ESCTG 技术时，移植物的收缩和角化区域的扩大更加明显。该技术的主要优点是没有组织瓣的冠向推进，这使得 ET 可以治疗前庭沟较浅的病例，尤其是下颌骨前部。

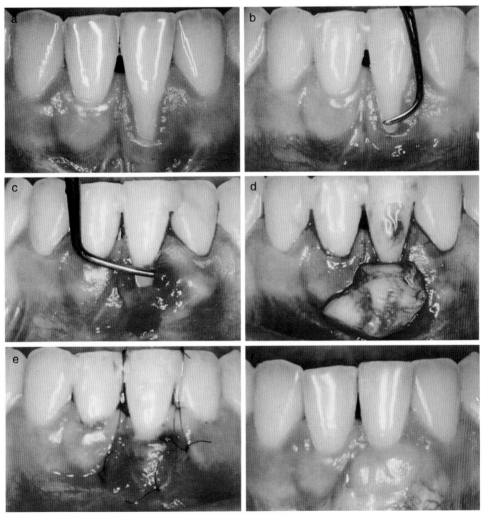

图 8.10 信封技术与上皮－上皮下结缔组织移植（ESCTG），单个 Miller Ⅲ 类缺损。 a.基线。b.根面平整。c.预备信封。d.ESCTG。e.缝合。f.术后 4 年

8.6.3 与 SCTGS 和部分上皮化的软组织移植物结合使用的手术技术，可用于多位点牙龈退缩

8.6.3.1 改良冠向瓣技术

Zucchelli 和 de Sanctis 于 2020 年报道了改良冠向瓣技术[56]。该方法是基于原始 CAF 技术进行改良应用于连续多颗牙牙龈退缩的情况。

MCAF 与 CAF 相似，包括牙龈乳头区的半厚瓣制备，牙龈顶点和 MGJ 之间角化牙龈全厚瓣制备以及 MGJ 根方的黏膜半厚瓣制备。MCAF 与 CAF 的主要区别在于 MCAF 进行龈缘松解切口时形成了新的外科龈乳头。这些设计与原始 CAF 技术的 Zucchelli 改良类似，斜切口始终指向组织瓣的中心。多数情况下，组织瓣的中心是尖牙或中线处乳头。随后，以冠向复位瓣技术所描述的方式进行移植物的插入和缝合。14d 后拆除缝线（图 8.11）。

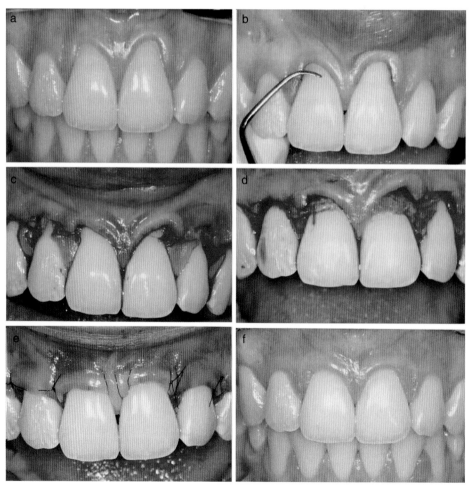

图 8.11 改良冠向复位瓣（MCAF）与上皮下结缔组织移植（SCTG），多个 Miller I 类缺损。a. 基线。b. 切口。c. 预备半厚–全厚–半厚瓣。d. SCTG。e. 缝合。f. 术后 1 年（由 Dr. Ferenc Bartha 和 Dr. Dóra Kovács 提供）

8.6.3.2　骨膜下信封技术

骨膜下信封技术（SET）是 ET 的改良版，用于治疗多个相邻的牙龈退缩[57-58]。

局部麻醉下，平整暴露的牙根表面。使用 15C 或显微外科手术刀片在患牙周围做龈沟内切口。黏骨膜信封瓣的提升是通过在每个退缩位点用隧道刀钝性分离到 MGJ 水平完成的，但保留牙间乳头尖端不变。

随后将多个独立的黏骨膜信封瓣相互连通，从而在相邻的暴露牙根表面上形成一个连续的隧道。然后，由 MGJ 位置向前庭沟方向预备 3~5 mm 的半厚瓣。随后再将获取的 SCTG[58] 或 ESCTG[57] 可通过水平褥式缝合牵拉固定在骨膜下适当位置。可以通过悬吊缝合进一步固定移植物。术后 14d 拆除缝线（图 8.12）。

SET 的主要优点是不会损害乳头的血液循环。因此愈合较好，并且术后不适较轻。

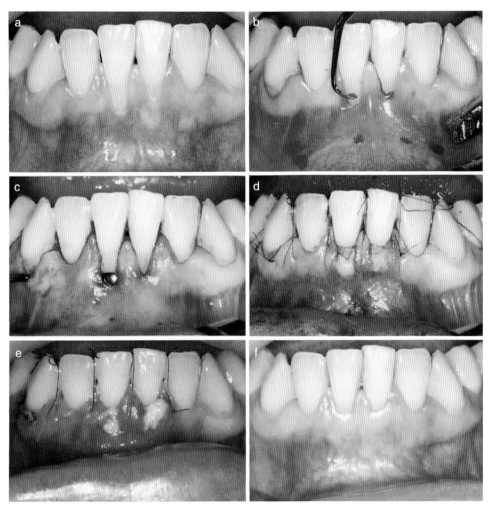

图 8.12　骨膜下信封技术，多个 Miller Ⅲ 类缺损。a. 基线。b. 根面平整。c. 预备隧道。d. 缝合，移植物部分暴露。e. 愈合 7d。f. 术后 1 年

此外，由于插入的移植物的第二次上皮化，会出现角化区域的扩大，而在移植物和受体部位之间没有颜色差异。然而在某些情况下，由于裸露的移植物表面的上皮内陷和边缘的愈合，可能会出现瘢痕。

8.6.3.3 改良冠向隧道技术

改良冠向隧道技术（MCAT）是对原始 SET 的改进，即使在 Miller Ⅲ 类牙龈退缩中也可提供可预期的根部覆盖率。主要的区别在于，MCAT 通过隧道刀和 Gracey 刮治器从牙槽嵴黏膜内侧分离并松解附着的肌肉和插入的胶原纤维，使制备的半厚组织瓣动度更大，因此隧道瓣可以在没有张力的情况下移动并冠向复位。为了彻底地移动组织瓣，可使用显微外科剥离子轻轻地潜行分离牙间乳头。要特别注意不要损坏牙间乳头。将冠向边缘置于 CEJ 水平，通过水平褥式缝合将 SCTG 固定在黏膜瓣恰当位置上。此外，在将移植物固定在隧道中之后，通过悬吊缝合将组织瓣向冠方推进。可以术前在手术部位邻接点用树脂粘接以实现悬挂缝合。如果悬挂缝合无法完全固定移植物，则应在牙间进行额外的悬吊缝合，以使隧道在 CEJ 冠状 1 mm 处。14d 后拆除缝线[59]（图8.13）。

当与 SCTG 结合使用时，MCAT 法的优点是颜色完美匹配，并且治疗部位完全没有瘢痕。此外，即使 Miller Ⅲ 类多个牙龈退缩，使用这种方法也可以实现相当大的牙根覆盖。但是与原始 SET 相比，角化组织宽度的增加较低。

结　论

通过单个或多个牙龈退缩的重建达到最佳的红色美学是牙周整形手术的最终目标。手术计划中最重要的考虑因素之一是选择最可行的移植方法，以改良牙龈生物型并满足患者对长期美学的期望，同时降低患者的复发率。最新的一篇系统回顾认为，为了获得完全的根部覆盖和长期的组织稳定性，通过应用自体软组织移植物来增加角化牙龈的宽度和厚度是最有效的治疗方式。应用游离的自体软组织移植需要第二个手术部位，该部位可能发生并发症（如疼痛、肿胀、感染、坏死），即使有精心的设计和高超的手术技巧也无法完全消除这种风险。考虑到新的同种异体和异种移植材料的应用，可能会出现不同的有价值的治疗方法[8-9]。尽管如此，AAP 的 2015 年共识报告指出："对于单颗牙和多颗牙牙龈退缩，牙根覆盖是可预期的，并且 SCTG 可提供最佳的牙根覆盖率。"

在条件欠佳的病例（如下颌前牙区牙龈退缩，伴有 Miller Ⅲ 类的硬组织缺损，缺乏角化牙龈，前庭较浅，肌肉和系带附着高等），从长期美学效果可预期性来说，自体软组织移植物仍被认为是首选。

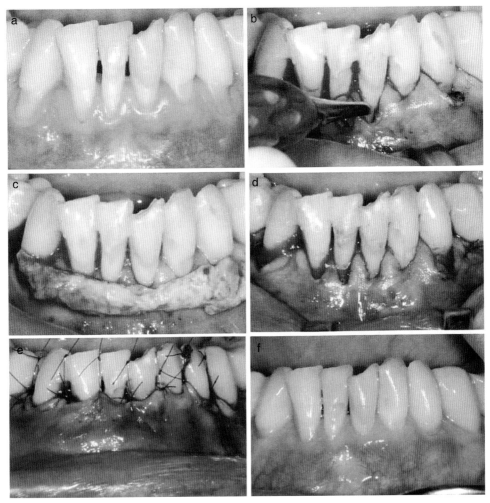

图 8.13 改良冠向复位隧道技术（MCAT）与上皮下结缔组织移植（SCTG），多个 Miller Ⅲ 类缺损。a. 基线。b. 预备隧道。c. 切削 SCTG。d. SCTG 置入隧道。e. 悬吊缝合。f. 术后 2 年

参考文献

[1] Grupe J, Warren R. Repair of gingival defects by a sliding flap operation. J Periodontol. 1956,27:290–295.

[2] Pennel BM, Higgason JD, Towner JD, et al. Oblique rotated flap. J Periodontol, 1965,36:305–309.

[3] Carnio J. Modified apically repositioned flap technique: a surgical approach to enhance donor sites prior to employing a laterally positioned flap. Int J Periodontics Restorative Dent, 2014,34(3):423–429.

[4] Björn H. Free transplantation of gingiva propria (abstract) IN: Symposium in periodontology in Malmö. Odontologisk Revy, 1963,14:321–323.

[5] Nabers JM. Extension of the vestibular fornix utilizing a gingival graft—a case report. Periodontics, 1966,4:77–79.

[6] Lang NP, Löe H. The relationship between the width of the keratinized gingiva and the gingival health. J Periodontol, 1972,43:623–627,117.

[7] Wennström JL, Lindhe J. Plaque induced gingival inflammation in the abscence of attached gingiva in dogs.

J Clin Periodontol, 1983,10:266–276.

[8] Cairo F, Pagliaro U, Buti J, et al. Root coverage procedures improve patient aesthetics. A systematic review and Bayesian network meta-analysis. J Clin Periodontol, 2016,43(11):965–975.

[9] Hofmänner P, Alessandri R, Laugisch O, et al. Predictability of surgical techniques used for coverage of multiple adjacent gingival recessions—a systematic review. Quintessence Int, 2012,43(7):545–554.

[10] Zucchelli G, Mounssif I, Mazzotti C, et al. Coronally advanced flap with and without connective tissue graft for the treatment of multiple gingival recessions: a comparative short- and long-term controlled randomized clinical trial. J Clin Periodontol, 2014,41(4):396–403.

[11] Sullivan HC, Atkins JH. Freeutogenous gingival grafts. 1. Principles of successful grafting. Periodontics, 1968,6(1):5–13.

[12] Bowers GM. A study of the width of attached gingiva. J Periodontol, 1963,34:201.

[13] Kennedy JE, Bird WC, Dorfman HS. A longitudinal evaluation of varying widths of attached gingiva. J Clin Periodontol, 1985,12(8):667–675.

[14] Bernimoulin JP, Lüscher B, Mühlemann HR. Coronally repositioned periodontal flap. Clinical evaluation after one year. J Clin Periodontol, 1975,2(1):1–13.

[15] Edel A. Clinical evaluation of free connective tissue grafts used to increase the width of keratinised gingiva. Periodontal Clin Investig, 1974,20(1):12–20.

[16] Haggerty PC. The use of a free gingival graft to create a healthy environment for full crown preparation. Case history. Periodontics, 1966,4(6):329–331.

[17] Miller PD Jr. Root coverage using the free soft tissue autograft following citric acid application. Ⅲ. A successful and predictable procedure in areas of deep-wide recession. Int J Periodontics Restorative Dent, 1985,5(2):14–37.

[18] Karring T, Cumming BR, Oliver RC, et al. The origin of granulation tissue and its impact on postoperative results of mucogingival surgery. J Periodontol, 1975,46:577–585.

[19] Karring T, Ostergaard E, Löe H. Conservation of tissue specificity after heterotopic transplantation of gingiva and alveolar mucosa. J Periodontal Res, 1971,6:282–293.

[20] McGuire MK, Scheyer ET. Randomized, controlled clinical trial to evaluate a xenogeneic collagen matrix as an alternative to free gingival grafting for oral soft tissue augmentation. J Periodontol, 2014,85(10):1333–1341.

[21] Langer B, Calagna L. The subepithelial connective tissue graft. J Prosthet Dent, 1980,44(4):363–367.

[22] Langer B, Langer L. Subepithelial connective tissue graft technique for root coverage. J Periodontol, 1985,56:715–720.

[23] Tatakis DN, Chambrone L, Allen EP, et al. Periodontal soft tissue root coverage procedures: a consensus report from the AAP Regeneration Workshop. J Periodontol, 2015,86(2 Suppl):S52–55.

[24] Hürzeler MB, Weng D. A single-incision technique to harvest subepithelial connective tissue grafts from the palate. Int J Periodontics Restorative Dent, 1999,19(3):279–287.

[25] Aroca S, Molnár B, Windisch P, et al. Treatment of multiple adjacent Miller class Ⅰ and Ⅱ gingival recessions with a Modified Coronally Advanced Tunnel (MCAT) technique and a collagen matrix or palatal connective tissue graft: a randomized, controlled clinical trial. J Clin Periodontol, 2013,40(7): 713–720.

[26] Cummings LC, Kaldahl WB, Allen EP. Histologic evaluation of autogenous connective tissue and acellular dermal matrix grafts in humans. J Periodontol, 2005,76(2):178–186.

[27] Stimmelmayr M, Allen EP, Gernet W, et al. Treatment of gingival recession in the anterior mandible using the tunnel technique and a combination epithelialized-subepithelial connective tissue graft-a case series.

Int J Periodontics Restorative Dent, 2011,31(2):165–173.

[28] Cortellini P, Tonetti M, Prato GP. The partly epithelialized free gingival graft (pe-fgg) at lower incisors. A pilot study with implications for alignment of the mucogingival junction. J Clin Periodontol, 2012,39(7):674–680.

[29] Zuhr O, Bäumer D, Hürzeler M. The addition of soft tissue replacement grafts in plastic periodontal and implant surgery: critical elements in design and execution. J Clin Periodontol. 2014,41(Suppl 15):S123–142.

[30] Monnet-Corti V, Santini A, Glise JM, et al. Connective tissue graft for gingival recession treatment: assessment of the maximum graft dimensions at the palatal vault as a donor site. J Periodontol, 2006,77(5):899–902.

[31] Benninger B, Andrews K, Carter W. Clinical measurements of hard palate and implications for subepithelial connective tissue grafts with suggestions for palatal nomenclature. J Oral Maxillofac Surg, 2012,70(1):149–153.

[32] Zucchelli G, Mele M, Stefanini M, et al. Patient morbidity and root coverage outcome after subepithelial connective tissue and deepithelialized grafts: a comparative randomized-controlled clinical trial. J Clin Periodontol, 2010,37(8):728–738.

[33] Gapski R, Satheesh K, Cobb CM. Histomorphometric analysis of bone density in the maxillary tuberosity of cadavers: a pilot study. J Periodontol, 2006,77(6):1085–1090.

[34] Müller HP, Schaller N, Eger T. Ultrasonic determination of thickness of masticatory mucosa: a methodologic study. Oral Surg Oral Med Oral Pathol Oral Radiol Endod, 1999,88(2):248–253.

[35] Harris RJ. A comparison of two techniques for obtaining a connective tissue graft from the palate. Int J Periodontics Restorative Dent, 1997,17(3):260–271.

[36] Lorenzana ER, Allen EP. The single-incision palatal harvest technique: a strategy for esthetics and patient comfort. Int J Periodontics Restorative Dent, 2000,20(3):297–305.

[37] Robinson RE. The distal wedge operation. Periodontics, 1966,4(5):256–264.

[38] Gottlow J, Nyman S, Karring T, et al. Treatment of localized gingival recessions with coronally displaced flaps and citric acid. An experimental study in the dog. J Clin Periodontol, 1986,13(1):57–63.

[39] Wennström JL. Mucogingival therapy. Ann Periodontol, 1996,1(1):671–701.

[40] Wilderman N, Wentz M. Repair of a dentogingival defect with a pedicle flap. J Periodontol, 1965,36:218–236.

[41] Nobuto T, et al. Microvascularization of the free gingival autograft. J Periodontal Res, 1988,59:639–646.

[42] Oliver R, et al. Microscopic evaluation of healing and revascularisation of free gingival grafts. J Periodontal Res, 1968,3:84–95.

[43] Zucchelli G, Cesari C, Amore C, et al. Laterally moved, coronally advanced flap: a modified surgical approach for isolated recession-type defects. J Periodontol, 2004,75(12):1734–1741. Erratum in: J Periodontol, 2005 Aug,76(8):1425.

[44] Cohen DW, Ross S. The double papillae repositioned flap in periodontal therapy. J Periodontol, 1968,39(2):65–70.

[45] Tonetti MS, Jepsen S, Working Group 2 of the European Workshop on Periodontology. Clinical efficacy of periodontal plastic surgery procedures: consensus report of Group 2 of the 10th European Workshop on Periodontology. J Clin Periodontol, 2014,41(Suppl 15):S36–43.

[46] Matter J, Cimasoni G. Creeping attachment after free gingival grafts. J Periodontol, 1976,47(10):574–579.

[47] Matter J. Creeping attachment of free gingival grafts. A five-year follow-up study. J Periodontol, 1980,51(12):681–685.

[48] Brustein DD. Cosmetics periodontics-coronally repositioned pedicle graft. Dent Surv, 1970,46:22–25.

[49] Allen EP, Miller PD. Coronal positioning of existing gingival. Short term result in the treatment of shallow marginal tissue recession. J Periodontol, 1989,60:316–319.

[50] de Sanctis M, Zucchelli G. Coronally advanced flap: a modified surgical approach for isolated recession-type defects: three-year results. J Clin Periodontol, 2007,34(3):262–8.119

[51] Cairo F, Nieri M, Pagliaro U. Efficacy of periodontal plastic surgery procedures in the treatment of localized facial gingival recessions. A systematic review. J Clin Periodontol, 2014,41(Suppl 15):S44–62.

[52] Maynard JG Jr. Coronal positioning of a previously placed autogenous gingival graft. J Periodontol, 1977,48(3):151–155.

[53] Miller PD Jr. A classification of marginal tissue recession. Int J Periodontics Restorative Dent, 1985,5(2):8–13.

[54] Tarnow DP. Semilunar coronally positioned flap. J Clin Periodontol, 1986,13:182–185.

[55] Raetzke PB. Covering localized areas of root exposure employing the "envelope" technique. J Periodontol, 1985,56(7):397–402.

[56] Zucchelli G, De Sanctis M. Treatment of multiple recession-type defects in patients with esthetic demands. J Periodontol, 2000,71(9):1506–1514.

[57] Allen AL. Use of the supraperiosteal envelope in soft tissue grafting for root coverage. I. Rationale and technique. Int J Periodontics Restorative Dent, 1994,14(3):216–227.

[58] Zabalegui I, Sicilia A, Cambra J, et al. Treatment of multiple adjacent gingival recessions with the tunnel subepithelial connective tissue graft: a clinical report. Int J Periodontics Restorative Dent, 1999,19(2):199–206.

[59] Aroca S, Keglevich T, Nikolidakis D, et al. Treatment of class III multiple gingival recessions: a randomized-clinical trial. J Clin Periodontol, 2010, 37(1):88–97.

第 9 章 应用软组织替代物的牙龈退缩覆盖技术

Adrian Kasaj

摘 要

到目前为止，已有多种外科技术被用于牙龈退缩缺损的治疗。其中，自体结缔组织瓣合并冠向复位技术被认为是治疗牙龈退缩的金标准。但是，这种技术最主要的缺点是在获取自体组织的过程中可能造成创伤和供区组织量有限。因此，一些应用膜材料、釉基质衍生物、软组织替代物等的其他外科技术应运而生。本章对结缔组织移植的替代材料在修复牙龈退缩外科治疗中的应用情况进行概述。

9.1 概 述

几个世纪以来，各种外科技术相继问世，以期在修复牙龈退缩过程中获得成功且稳定可预期的治疗效果[1-2]。尽管这些外科技术都能够显著地减少牙龈退缩程度，但结缔组织瓣移植技术（CTG）已被证实能够提供最好的根面覆盖以及角化组织增量效果[2]。CTG 技术的临床效果主要归功于受区的双重血供，进而促进了后续的移植组织血管再生以及创口愈合[3-5]。最近也有研究提出，结缔组织瓣作为一种生物填充材料，可以减少愈合过程中的软组织收缩[5-6]。故 CTG 技术被视为根面覆盖的金标准及参照疗法。但是，CTG 技术本身也具有一些缺点，例如移植组织取材的第二术区的创伤、复杂的取材过程、较长的手术操作时间以及供区较为有限的组织量。此外，有研究表明：CTG 之后的愈合过程主要形成的是长结合上皮以及结缔组织附着，牙周组织再生的能力较为有限[7-9]。为了避免以上缺点，多种替代的外科手术方案被相继提出。在这些技术中，冠向复位瓣技术（CAF）被认为是一种操作简单，且不需要开辟第二

A. Kasaj, D.D.S., M.Sc., Ph.D.

Department of Operative Dentistry and Periodontology, University Medical Center of the Johannes Gutenberg-University Mainz, Mainz, Germany

e-mail: Kasaj@gmx.de

术区即可以有效地获得根面覆盖效果的技术[10]。但从另一方面来说，有报告指出，在较长的观察时间后，CAF技术与牙龈边缘的根向退缩复发有关[11]。这种情况的发生主要是由于冠向复位瓣角化组织的厚度和组织量不足[11-12]。其他旨在改善CAF技术治疗效果并替代CTG技术的方法包括应用屏障膜、釉基质衍生物，以及软组织替代物（脱细胞真皮基质以及异种胶原基质）。

9.1.1 屏障膜（引导组织再生）

利用可吸收性或不可吸收性屏障膜的引导组织再生技术（GTR）被视为修复牙龈退缩的一种替代手段[13]。该技术的基本原理是避免开辟第二术区，并促进已暴露根面上的牙周组织再生[14-16]。从组织学角度来看，应用屏障膜的CAF技术已经被证实可以通过形成新的牙骨质、牙周膜以及牙槽骨，促进牙周组织的再生[17-18]。同时，临床实验的结果表明，GTR技术在根面覆盖、临床附着水平增加等方面可以获得较好的可预期性结果[15,19-20]。有报告指出该技术可以获得75%的平均根面覆盖率，并在42%的病例中实现退缩缺损的完全覆盖[13]。然而，近期有证据表明，以GTR为基础的根面覆盖术在完全根面覆盖、减少退缩水平等方面，并不能十分有效地改善CAF的临床结果[5]。相对于CTG技术，以GTR为基础的根面覆盖术的临床结果更不理想[5,21]。另外，GTR技术的应用也有着一些缺点，可能导致一些术后并发症。例如，膜暴露作为一种常见的并发症，可以导致术区污染、炎症，以及治疗的失败[22-23]。此外，当应用不可吸收性膜时，还需要进行二期手术以取出屏障膜，进而对再生组织造成额外的创伤[19,23]。这也可能是导致不可吸收性膜的完全根面覆盖率低于可吸收性膜的原因[13]。以GTR为基础的根面覆盖技术的另一个缺点是其并不适用于同时处理多颗牙牙龈退缩的情况。并且有证据表明，屏障膜在根面覆盖中的使用不会增加牙龈组织的厚度[16]。这些缺点也解释了该技术相对于其他根面覆盖技术临床优势小的原因。

综上所述，以GTR为基础的根面覆盖技术有着诸多的限制，因此目前仍不推荐其作为常规应用技术。

9.1.2 釉基质衍生物

釉基质衍生物（EMD）的应用也曾被提出作为另一种在根面覆盖术中的结缔组织移植物替代物，以促进已暴露根面的牙周组织的再生。实际上，一项人体活组织研究的组织学结果显示：在CAF技术中合并应用EMD 9个月后，新牙骨质、牙周膜及牙槽骨的生成增加[9]。一项最近的系统评价指出，从临床角度来看，相较于单独应用CAF技术，合并应用EMD可以显著降低牙龈退缩程度，提高根面覆盖水平以及角化组织量[5]。因此，CAF技术合并使用EMD可以视为是一种优于单独使用CAF的安全的治疗手段[5,21]。也有研究表明，相较于结缔组织移植，EMD具有远期临床优势，并获得稳定的临床结果[24-25]。近期，一篇系统评价指出，CAF技术合并使用EMD可以达到与 CTG 相近的临床效果，可以被视为是自体组织移植的可能的替代手段 [21]。CAF 技术合并使用 EMD 的主要优点是操作简便，并可以避免开辟第二术区。因此，相对于 CTG+CAF，CAF 技术合并使用 EMD 可以促进早期愈合，减少患者术后不适 [24]。但另一方面，现有的研究发现在增加角化组织宽度的方面，CAF+EMD 的效果劣于 CTG+CAF[26-27]。最近，Rebele 课题组 [28] 比较了 CAF 技术合并 EMD 和隧道技术合并 CTG 两种手段修复 Miller Ⅰ型及 Ⅱ型退缩缺损的效果。结果显示 CTG 技术能够形成比 EMD 更加丰满的组织边缘。因此，EMD 的使用似乎在增加角化组织宽度和厚度方面略逊于 CTG 技术。Roman 课题组 [28] 近期评估了同时应用 CTG 及 EMD 在修复 Miller Ⅰ型及 Ⅱ型退缩缺损的潜在附加价值 [29]。在术后 1 年，CTG+CAF 合并使用 EMD 并没有相较于单独使用 CTG 展示出更好的根面覆盖情况。但是，Henriques 课题组 [30] 发现，在修复 Miller Ⅲ型退缩缺损的过程中，EMD+CTG 比单独使用 CTG 展现出更好的临床效果。当然，目前尚未有足够证据去支持 CTG 技术合并使用 EMD 在牙龈退缩修复中的应用。

基于目前现有的循证结果，EMD+CAF 可以促进牙周组织再生，并达到与 CTG 相媲美的临床效果，因此可以被视作为自体组织移植根面覆盖技术的一种安全的替代治疗方案。

9.1.3　软组织移植替代物（脱细胞真皮基质和异种胶原基质）

脱细胞真皮基质（ADM）在牙周整形手术中的应用被视为是腭部组织移植的一种替代方案，以期能够避免自体组织移植的相关缺陷。这种 ADM 同种异体移植物取材于人类皮肤组织，经过处理后，去除了所有可能产生炎性及免疫反应的活细胞。而剩下的结缔组织基质则提供了可以作为支架的胶原结构，从而允许周围受体组织长入并逐渐替换胶原结构。在根面覆盖术中应用 ADM 移植的优势在于其避免了从腭部组织取材，相比于自体组织移植创伤更小，不受组织量的限制，同时缩短了手术时间，并且提高了患者的接受程度 [31]。目前有许多商品化产品可用于临床实际应用，包括 Alloderm®（BioHorizons）、Puros Dermis®（Zimmer Biomet）、PerioDermTM（Dentsply）及 Epiflex®（DIZG）。

从组织学角度来说，目前关于应用 ADM 进行根面覆盖术后的组织愈合类型的信息很有限。Cumming 课题组 [8] 的报告称应用 ADM 进行根面覆盖后的组织愈合以形成长结合上皮及结缔组织附着为主要特点。Richardson 及 Maynard 课题组 [32] 的一项人类病例报告对 ADM 组织增量后的附着类型进行组织学检查，其观察结果显示其附着主要是在根面形成了平行纤维组织，未见与根面附着。从临床角度来看，有研究表明相较于单独使用 CAF 技术，CAF 技术合并使用 ADM 可以显著提高根面覆盖情况 [33-36]。此外，有多个研究指出，ADM+CAF 可以达到与 CTG 技术相媲美的临床效果 [37-40]。近期，Guan 课题组[41]的一项 meta 分析发现 ADM 与 CTG 在退缩覆盖情况、临床附着增加以及角化组织（KT）量等方面没有明显差异。与此类似，Chambrone 及 Tatakis 课题组的一项系统评价认为有充分证据支持将 ADM+CAF 作为自体组织替代物应用于根面覆盖术中。另外，有研究发现 ADM 的使用在增加边缘组织厚度方面与 CTG 结果类似[39]。与此相反的是，一项最近的系统评价评估了不同根面覆盖技术的功效，结果显示 ADM+CAF 的结果劣于 CTG+CAF，并且相较于单独使用 CAF 技术并没有额外的优势[5]。而 ADM 应用的技术敏感性以及愈合特点可以部分解释这些不一致的临床结果的产生的原因。实际上，尽管 ADM 对于医生及患者有一些自身的优势，但是其在根面覆盖术中的应用并不像自体组织的效果那么好。由于 ADM 是一种无血管、无细胞的组织，其十分依赖于血管再生和受区的营养供给。所以在充分减张的前提下达到组织瓣对 ADM 的完全覆盖是十分必要的，尤其是在肌肉动度较大的区域。在愈合期间发生的组织瓣收缩以及 ADM 暴露将会破坏移植组织的血管再生，进而导致愈合失败[42-43]。此外，有实验结果显示 ADM 的愈合时间比 CTG 更长[39]。这是由于 ADM 是一种无活性组织，其被吸收进而被组织替换的时间更长。由于其特有的愈合特性，总体上来讲 ADM 的有效性和可预期性与所应用的外科技术息息相关。目前已有多种外科技术可应用 ADM 于根面覆盖术中[43-45]。对此，Barros 课题组[44]曾提出一种附加了延长至邻牙的松弛切口的延长瓣技术，相对于 Langer 及 Langer 课题组[3]所提出的传统技术合并 ADM，结果显示这种延长瓣技术合并使用 ADM 可以提高根面覆盖水平。在使用 ADM 的情况下，这种延长瓣技术也显示出比未附加垂直松弛切口更好的临床效果[43]。最近，Ayub 课题组[46]提出了一种改良延长瓣技术，在此技术中 ADM 被置于 CEJ 根方 1mm 的位置，而组织瓣则覆盖超过 CEJ 冠向 1mm 的水平，其目的在于防止 ADM 暴露，并代偿软组织的初始收缩。相较于传统延长瓣技术，该技术显示出更好的临床效果。Ozenci 课题组[45]比较了 ADM 合并隧道技术或合并 CAF 的根面覆盖效果。尽管这两种技术在获得根面覆盖方面都有一定效果，但 CAF 组相比于隧道技术组具有更好的临床效果。因此，尽管 ADM 联合哪一种外科技术最为合适目前还没有共识，但相比于其他技术敏感性更高的技术，附加垂直松解切口的组织瓣技术（如隧道技术）显示出了更好的可操控性，这是由于其可以获得更好的视野并且更容易进行转瓣[47]。所以，对于应用的 ADM 的外科技术选择，应该基于保存组织瓣血供，以使其获得足够的营养来源并达到成功的血管再生的目的。

另一个关于根面覆盖术中 ADM 的应用的常见现象是相较于自体组织移植，其生成的角化组织较少[39, 42, 48]。尽管 ADM 增加角化组织量背后的确切机制尚不清楚，但普遍认为是由于无机的 ADM 材料自身对于覆盖其上的上皮细胞分化的影响力微乎其微，上皮的种类似乎由周围组织所决定[49]。因此，Shin 课题组[50]发现相比于单独应用 ADM，在应用 ADM 的根面覆盖术中附加使用 EMD 可以显著增加角化组织量。

　　另一个需要考虑的更重要的因素是 ADM 的临床效果的长期稳定性。Harris 课题组[51] 的报告显示在经过长期随访观察后，ADM 的根面覆盖倾向于失败，而应用 CTG 技术的术区则保持稳定。而与此相反，Moslemi 课题组[40] 在一项为期五年的随访研究中观察到，ADM 治疗组和 CTG 治疗组的根面覆盖情况都有明显的复发，而两组之间则没有明显差异。

　　综上所述，应用 ADM 于根面覆盖术中可以被视为是自体组织移植中一种安全且对患者友好的替代手段。

　　近年来，异种胶原基质（CM）材料作为根面覆盖术中 ADM 或自体组织的替代物被使用（图 9.1~ 图 9.4）。这种胶原基质来源于猪类组织，经过处理工序去除其中的抗原性细胞成分，但保留来源组织的框架。因其在结构及免疫学角度上与人类

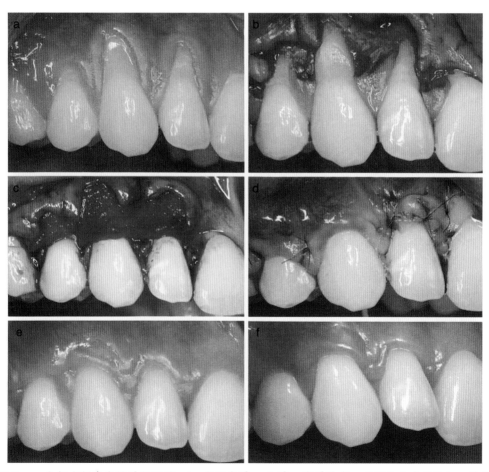

图 9.1　a. 上颌右侧多发性牙龈退缩。b. 应用半厚 – 全厚 – 半厚技术，不附加垂直松弛切口进行翻瓣。c. CM 缝合就位。d. 龈瓣冠向复位缝合，覆盖整个 CM 材料。e. 术后 3 个月临床效果。f. 术后18 个月临床效果

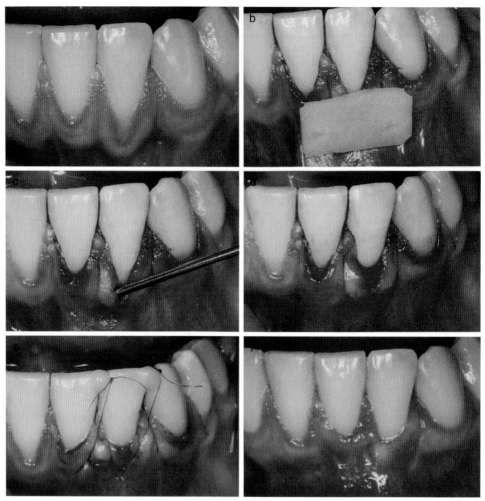

图 9.2　a. 下颌左侧侧切牙牙龈缺损术前观。b. 隧道瓣预备以及调整 CM 尺寸。c. 根面应用 EMD。
d. CM 置于预备好的隧道内。e. 龈瓣冠向复位缝合。f. 术后 3 个月临床效果

皮肤组织相似，猪类皮肤组织适合作为 CM 的组织来源[52-53]。同时，猪来源的 CM
可以避免一些取材于人类尸体的 ADM 的缺陷。实际上，伦理问题和疾病传播风
险可能会限制人类 ADM 在根面覆盖术中的进一步广泛应用[54]。在临床环境下，猪
类 CM 作为一种暂时性 3D 支架，可以使得受体细胞及组织向支架内长入，但不引起
异物及免疫反应[47, 55-56]。商业性猪类 CM 包括 Mucoderm®（Botiss biomaterials）、
Mucograft®（Geistlich）、Osteobiol® Derma（Tecnoss）、MucoMatrixX®（Dentegris）
和 DynaMatrix®（Keystone）。

　　关于应用 CM 治疗退缩缺损后的组织学结果，Camelo 课题组[57]观察到长结合上
皮以及结缔组织附着的发生，但是没有观察到牙周组织再生的相关证据。临床研究的
结果显示相较于单独应用 CAF 技术，应用 CM 进行退缩缺损修复的治疗可以显著提高

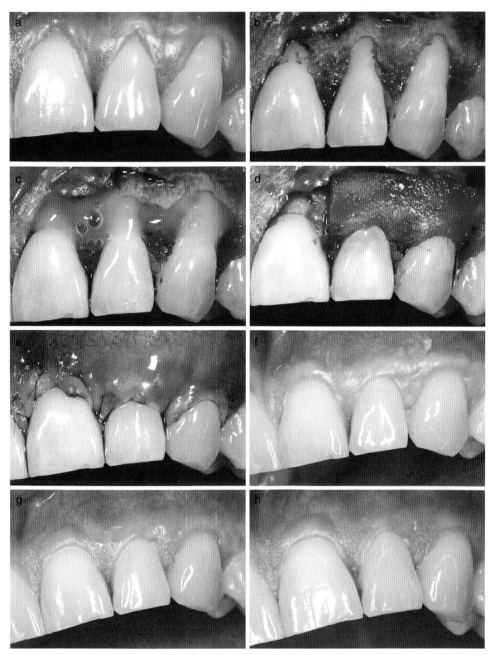

图 9.3 a. 上颌左侧前牙区多发性牙龈退缩。b. 应用半厚－全厚－半厚技术附加尖牙远中短垂直切口进行翻瓣。c. EMD 处理根面。d. CM 缝合就位。e. 龈瓣冠向复位缝合，覆盖整个 CM。f. 术后 3 个月临床效果。g. 术后 9 个月临床效果。h. 术后 2 年临床效果（引自 Kasaj A. Quintessence Int，2016,47:775－783）

根面覆盖，增加牙龈厚度及角化组织量等方面的临床效果[58-60]。这些结果也在近年来的一些后续系统性回顾中得到了证实[5, 61]。与此相反的是，Moreira 课题组[62] 在最近的一项随访时间 6 个月的临床研究中发现，应用 CM 的 CAF 技术相较于单独应用 CAF

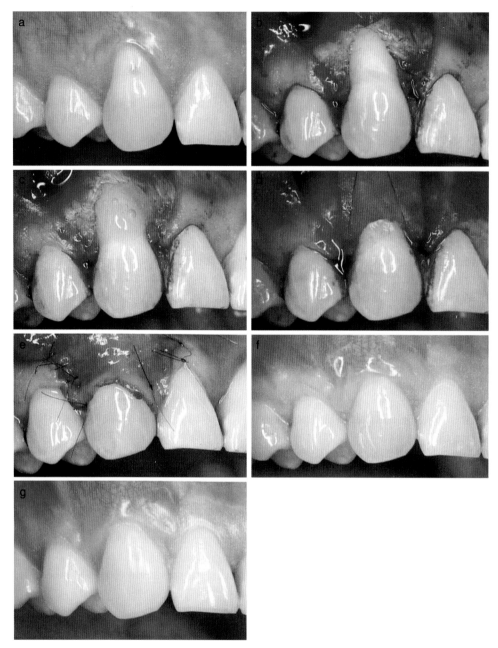

图 9.4　a. 上颌右侧尖牙牙龈退缩。b. 应用半厚－全厚－半厚技术进行翻瓣，并对牙龈乳头进行去上皮化。c. EMD 处理根面。d. CM 缝合就位。e. 龈瓣冠向复位缝合，覆盖整个 CM。f. 术后 6 个月临床效果。g. 术后 2 年临床效果

技术，并不能改善退缩程度。与此类似，Jepsen 课题组 [63] 对 CM+CAF 以及单独使用 CAF 两种方式进行评估，结果显示在术后 6 个月时，两组在根面覆盖情况上并无明显差异。但是，相较于单独应用 CAF，CM 的加入可以显著提高 KT 宽度和牙龈厚度。除此之外，作者指出在应用 CAF 修复大型退缩缺损（≥ 3 mm）时，CM 可以提高根

面附着情况。如果将 CM 与 CTG 相比较，一项研究的结果显示二者的临床效果相似[64]，但也有其他一些研究认为 CM 的临床效果较差[65, 66]。某些研究的结果显示应用 CM 后，尽管平均根面附着情况达到令人满意的结果，但完全根面覆盖率低于 50%[66–67]。在关于此的一篇最近的系统评价中，Atieh 课题组[61] 的研究结果显示 CTG 合并 CAF 在根面覆盖及降低退缩水平的方面，比 CTG+CM 更加有效。但另一方面，应用 CM 相较于 CTG 可以缩减手术时间，减少术后不适。在患者美学满意度以及 KT 增量方面，两种技术之间没有明显差异。McGuire 及 Scheyer 课题组[68] 进行了一个为期 5 年的临床研究，对比应用 CM+CAF 或 CTG+CAF 治疗后患者的临床效果。结果显示 CM+CAF 组的平均根面覆盖率为 78%，而 CTG+CAF 组为 95.5%。尽管存在这些差异，作者结合其他研究者所报告的根面覆盖组织学效果比较并做出总结，认为为了平衡患者美学需求，CM 不失为一种切实可行且长期可靠的替代 CTG 的治疗方案。同样地，Chambrone 及 Tatakis 课题组[21] 的系统评价中报告了 CAF 合并使用 CM 可以达到与 CTG 接近的临床效果（平均根面覆盖率差异为 8.9%），并认为其可以视作为自体组织移植的一种可行性替代方案。另一种进一步提高 CM 的临床治疗效果的方法是联用 EMD。但是，一项最近的研究未发现 CM+EMD+CAF 相较于 CM+CAF 有更好的临床效果[60]。

结　论

在根面覆盖术领域有多种生物材料被用作自体组织的替代物。目前现有的证据表明冠向复位瓣技术联合应用釉基质衍生物、脱细胞真皮基质以及异种胶原基质可以被视为能够达到美学性根面覆盖的安全有效的治疗手段。另外，这些作为自体组织移植备选方案的软组织替代物拥有一些特定的优势，例如提高了手术效率以及减少了患者创伤。这种手段在患者供区组织有限或患者希望避免开辟第二术区的情况下，可能更加实用。但另一方面，与结缔组织移植相比，软组织替代物的临床效果仍然较差。关于这些生物材料治疗后的远期效果，目前数据有限。临床医生在决定应用软组织替代物去代替自体组织时，应当考虑到临床实际情况、腭部组织的可获得性及患者的主观选择。

参考文献

[1] Richardson CR, Allen EP, Chambrone L, et al. Periodontal soft tissue root coverage procedures: practical applications from the AAP Regeneration Workshop. Clin Adv Periodontics, 2015,5:2–10.

[2] Tatakis DN, Chambrone L, Allen EP, et al. Periodontal soft tissue root coverage procedures: a consensus report from the AAP Regeneration Workshop. J Periodontol, 2015,86:S52–55.

[3] Langer B, Langer L. Subepithelial connective tissue graft technique for root coverage. J Periodontol, 1985,56:715–720.

[4] Guiha R, el Khodeiry S, Mota L, et al. Histological evaluation of healing and revascularization of the subepithelial connective tissue graft. J Periodontol, 2001,72:470–478.

[5] Cairo F, Nieri M, Pagliaro U. Efficacy of periodontal plastic surgery procedures in the treatment of localized facial gingival recessions. A systematic review. J Clin Periodontol, 2014,41:S44–62.

[6] Cortellini P, Tonetti M, Baldi C, et al. Does placement of a connective tissue graft improve the outcomes of coronally advanced flap for coverage of single gingival recessions in upper anterior teeth? A multi-centre, randomized, double-blind, clinical trial. J Clin Periodontol, 2009,36:68–79.

[7] Harris RJ. Human histologic evaluation of root coverage obtained with a connective tissue with partial thickness double pedicle graft. A case report. J Periodontol, 1999,70:813–821.

[8] Cummings LC, Kaldahl WB, Allen EP. Histologic evaluation of autogenous tissue and acellular dermal matrix grafts in humans. J Periodontol, 2005,76:178–186.

[9] McGuire MK, Scheyer ET, Schupbach P. A prospective, case-controlled study evaluating the use of enamel matrix derivative on human buccal recession defects: a human histologic examination. J Periodontol, 2016,87:645–653.

[10] Zucchelli G, Mounssif I, Mazzotti C, et al. Coronally advanced flap with and without connective tissue graft for the treatment of multiple gingival recessions: a comparative short- and long-term controlled randomized clinical trial. J Clin Periodontol, 2014,41:396–403.

[11] Pini-Prato GP, Cairo F, Nieri M, et al. Coronally advanced flap versus connective tissue graft in the treatment of multiple gingival recessions: a split-mouth study with a 5-year follow-up. J Clin Periodontol, 2010,37:644–650.

[12] Cairo F, Pagliaro U, Nieri M. Treatment of gingival recession with coronally advanced flap procedures: a systematic review. J Clin Periodontol, 2008,35:136–162.

[13] Al-Hamdan K, Eber R, Sarment D, et al. Guided tissue regeneration-based root coverage: meta-analysis. J Periodontol, 2003,74:1520–1533.

[14] Tinti C, Vincenzi G, Cortellini P, et al. Guided tissue regeneration in the treatment of human facial recession. A 12-case report. J Periodontol, 1992,63:554–560.

[15] Pini Prato G, Clauser C, Cortellini P, et al. Guided tissue regeneration versus mucogingival surgery in the treatment of human buccal recessions. A 4-year follow-up study. J Periodontol, 1996,67:1216–1223.

[16] Paolantonio M. Treatment of gingival recessions by combined periodontal regenerative technique, guided tissue regeneration, and subpedicle connective tissue graft. A comparative clinical study. J Periodontol, 2002,73:53–62.

[17] Cortellini P, Clauser C, Prato GP. Histologic assessment of new attachment following the treatment of a human buccal recession by means of a guided tissue regeneration procedure. J Periodontol, 1993,64:387–391.

[18] Parma-Benfenati S, Tinti C. Histologic evaluation of new attachment utilizing a titanium-reinforced barrier membrane in a mucogingival recession defect. A case report. J Periodontol, 1998,69:834–839.

[19] Borghetti A, Glise JM, Monnet-Corti V, et al. Comparative clinical study of a bioabsorbable membrane and subepithelial connective tissue graft in the treatment of human gingival recession. J Periodontol, 1999,70:123–130.

[20] Tatakis DN, Trombelli L. Gingival recession treatment: guided tissue regeneration with bioabsorbable membrane versus connective tissue graft. J Periodontol, 2000,71:299–307.

[21] Chambrone L, Tatakis DN. Periodontal soft tissue root coverage procedures: a systematic review from the AAP Regeneration Workshop. J Periodontol, 2015,86:S8–51.

[22] Lins LH, de Lima AF, Sallum AW. Root coverage: comparison of coronally positioned flap with and

without titanium-reinforced barrier membrane. J Periodontol, 2003,74:168–174.

[23] Wang HL, Modarressi M, Fu JH. Utilizing collagen membranes for guided tissue regeneration-based root coverage. Periodontol, 2000, 2012,59:140–157.

[24] McGuire MK, Nunn M. Evaluation of human recession defects treated with coronally advanced flaps and either enamel matrix derivative or connective tissue. Part 1: comparison of clinical parameters. J Periodontol, 2003,74:1110–1125.

[25] McGuire MK, Scheyer ET, Nunn M. Evaluation of human recession defects treated with coronally advanced flaps and either enamel matrix derivative or connective tissue: comparison of clinical parameters at 10 years. J Periodontol, 2012,83:1353–1362.

[26] Koop R, Merheb J, Quirynen M. Periodontal regeneration with enamel matrix derivative in reconstructive periodontal therapy: a systematic review. J Periodontol, 2012,83:707–720.

[27] Cheng GL, Fu E, Tu YK, et al. Root coverage by coronally advanced flap with connective tissue graft and/ or enamel matrix derivative: a meta-analysis. J Periodontal Res, 2015,50:220–230.

[28] Rebele SF, Zuhr O, Schneider D, et al. Tunnel technique with connective tissue graft versus coronally advanced flap with enamel matrix derivative for root coverage: a RCT using 3D digital measuring methods. Part II. Volumetric studies on healing dynamics and gingival dimensions. J Clin Periodontol, 2014,41:593–603.

[29] Roman A, Soancă A, Kasaj A, et al. Subepithelial connective tissue graft with or without enamel matrix derivative for the treatment of Miller class Ⅰ and Ⅱ gingival recessions: a controlled randomized clinical trial. J Periodontal Res, 2013,48:563–572.

[30] Henriques PS, Pelegrine AA, Nogueira AA, et a!. Application of subepithelial connective tissue graft with or without enamel matrix derivative for root coverage: a split-mouth randomized study. J Oral Sci, 2010,52:463–471.

[31] Allen EP. AlloDerm: an effective alternative to palatal donor tissue for treatment of gingival recession. Dent Today, 2006,25:48,50–52.

[32] Richardson CR, Maynard JG. Acellular dermal graft: a human histologic case report. Int J Periodontics Restorative Dent, 2002,22:21–29.

[33] Woodyard JG, Greenwell H, Hill M, et al. The clinical effect of acellular dermal matrix on gingival thickness and root coverage compared to coronally positioned flap alone. J Periodontol, 2004,75:44–56.

[34] Mahajan A, Dixit J, Verma UP. A patient-centered clinical evaluation of acellular dermal matrix graft in the treatment of gingival recession defects. J Periodontol, 2007,78:2348–2355.

[35] de Queiroz Côrtes A, Sallum AW, Casati MZ, et al. A two-year prospective study of coronally positioned flap with or without acellular dermal matrix graft. J Clin Periodontol, 2006,33:683–689.

[36] Ahmedbeyli C, Ipçi ŞD, Cakar G, et al. Clinical evaluation of coronally advanced flap with or without acellular dermal matrix graft on complete defect coverage for the treatment of multiple gingival recessions with thin tissue biotype. J Clin Periodontol, 2014,41:303–310.

[37] Aichelmann-Reidy ME, Yukna RA, Evans GH, et al. Clinical evaluation of acellular allograft dermis for the treatment of human gingival recession. J Periodontol, 2001,72:998–1005.

[38] Novaes AB Jr, Grisi DC, Molina GO, et al. Comparative 6-month clinical study of a subepithelial connective tissue graft and acellular dermal matrix graft for the treatment of gingival recession. J Periodontol, 2001,72:1477–1484.

[39] Paolantonio M, Dolci M, Esposito P, et al. Subpedicle acellular dermal matrix graft and autogenous connective tissue graft in the treatment of gingival recessions: a comparative 1-year clinical study. J Periodontol, 2002,73:1299–1307.

[40] Moslemi N, Mousavi Jazi M, Haghighati F, et al. Acellular dermal matrix allograft versus subepithelial connective tissue graft in treatment of gingival recessions: a 5-year randomized clinical study. J Clin Periodontol, 2011,38:1122–1129.

[41] Guan W, Liao H, Guo L, et al. Root coverage using a coronally advanced flap with or without acellular dermal matrix: a meta-analysis. J Periodontal Implant Sci, 2016,46:22–34.

[42] Tal H, Moses O, Zohar R, et al. Root coverage of advanced gingival recession: a comparative study between acellular dermal matrix allograft and subepithelial connective tissue grafts. J Periodontol, 2002,73:1405–1411.

[43] Felipe ME, Andrade PF, Grisi MF, et al. Comparison of two surgical procedures for use of the acellular dermal matrix graft in the treatment of gingival recessions: a randomized controlled clinical study. J Periodontol, 2007,78:1209–1217.

[44] Barros RR, Novaes AB, Grisi MF, et al. A 6-month comparative clinical study of a conventional and a new surgical approach for root coverage with acellular dermal matrix. J Periodontol, 2004,75:1350–1356.

[45] Ozenci I, Ipci SD, Cakar G, et al. Tunnel technique versus coronally advanced flap with acellular dermal matrix graft in the treatment of multiple gingival recessions. J Clin Periodontol, 2015,42:1135–1142.

[46] Ayub LG, Ramos UD, Reino DM, et al. A randomized comparative clinical study of two surgical procedures to improve root coverage with the acellular dermal matrix graft. J Clin Periodontol, 2012,39:871–878.

[47] Kasaj A. Gingival recession coverage: Do we still need autogenous grafts? Quintessence Int, 2016,47:775–883.

[48] Harris RJ. A comparative study of root coverage obtained with an acellular dermal matrix versus a connective tissue graft: results of 107 recession defects in 50 consecutively treated patients. Int J Periodontics Restorative Dent, 2000,20:51–59.

[49] Scarano A, Barros RR, Iezzi G, et al. Acellular d dermal matrix graft for gingival augmentation: a preliminary clinical, histologic, and ultrastructural evaluation. J Periodontol, 2009,80:253–259.

[50] Shin SH, Cueva MA, Kerns DG, et al. A comparative study of root coverage using acellular dermal matrix with and without enamel matrix derivative. J Periodontol, 2007,78:411–421.

[51] Harris RJ. A short-term and long-term comparison of root coverage with an acellular dermal matrix and a subepithelial graft. J Periodontol, 2004,75:734–743.

[52] Lavker RM, Dong G, Zheng PS, et al. Hairless micropig skin. A novel model for studies of cutaneous biology. Am J Pathol, 1991,138:687–697.

[53] Hoyama E, Schellini SA, Marques ME, et al. A comparison of human and porcine acellular dermal tissues in the subcutaneous space of a rat model. Orbit, 2005,24:249–255.

[54] Sanz M, Lorenzo R, Aranda JJ, et al. Clinical evaluation of a new collagen matrix（Mucograft prototype）to enhance the width of keratinized tissue in patients with fixed prosthetic restorations: a randomized prospective clinical trial. J Clin Periodontol, 2009,36:868–876.

[55] Núñez J, Caffesse R, Vignoletti F, et al. Clinical and histological evaluation of an acellular dermal matrix allograft in combination with the coronally advanced flap in the treatment of Miller class I recession defects: an experimental study in the mini-pig. J Clin Periodontol, 2009,36:523–531.

[56] Rennert RC, Sorkin M, Garg RK, et al. Cellular response to a novel fetal acellular collagen matrix: implications for tissue regeneration. Int J Biomater, 2013,2013:527957.

[57] Camelo M, Nevins M, Nevins ML, et al. Treatment of gingival recession defects with xenogenic collagen matrix: a histologic report. Int J Periodontics Restorative Dent, 2012,32:167–173.

[58] Cardaropoli D, Tamagnone L, Roffredo A, et al. Coronally advanced flap with and without a xenogenic

collagen matrix in the treatment of multiple recessions: a randomized controlled clinical study. Int J Periodontics Restorative Dent, 2014,34:s97–102.

[59] Jepsen K, Stefanini M, Sanz M, et al. Log-term stability of root coverage by coronally advanced flap procedures. J Periodontol, 2017,88:626–633.

[60] Sangiorgio JPM, Neves FLDS, Rocha Dos Santos M, et al. Xenogenous collagen matrix and/or enamel matrix derivative for treatment of localized gingival recessions—a randomized clinical trial. Part I: clinical outcomes. J Periodontol, 2017,88:1309–1318.

[61] Atieh MA, Alsabeeha N, Tawse-Smith A, et al. Xenogeneic collagen matrix for periodontal plastic surgery procedures: a systematic review and meta-analysis. J Periodontal Res, 2016,51:438–452.

[62] Moreira ARO, Santamaria MP, Silvério KG, et al. Coronally advanced flap with or without porcine collagen matrix for root coverage: a randomized clinical trial. Clin Oral Investig, 2016,20:2539–2549.

[63] Jepsen K, Jepsen S, Zucchelli G, et al. Treatment of gingival recession defects with a coronally advanced flap and a xenogeneic collagen matrix: a multicenter randomized clinical trial. J Clin Periodontol, 2013,40:82–89.

[64] Cardaropoli D, Tamagnone L, Roffredo A, et al. Treatment of gingival recession defects using coronally advanced flap with a porcine collagen matrix compared to coronally advanced flap with connective tissue graft: a randomized controlled clinical trial. J Periodontol, 2012,83:321–328.

[65] McGuire MK, Scheyer ET. Xenogeneic collagen matrix with coronally advanced flap compared to connective tissue with coronally advanced flap for the treatment of dehiscence-type recession defects. J Periodontol, 2010,81:1108–1117.

[66] Aroca S, Molnár B, Windisch P, et al. Treatment of multiple adjacent Miller class Ⅰ and Ⅱ gingival recessions with a modified coronally advanced tunnel（MCAT）technique and a collagen matrix or palatal connective tissue graft: a randomized, controlled clinical trial. J Clin Periodontol, 2013,40:713–720.

[67] Cieślik-Wegemund M, Wierucka-Mlynarczyk B, Tanasiewicz M, et al. Tunnel technique with collagen matrix compared with connective tissue graft for treatment of periodontal recession: a randomized clinical trial. J Periodontol, 2016,87:1436–1443.

[68] McGuire MK, Scheyer ET. Long-term results comparing xenogeneic collagen matrix and autogenous connective tissue grafts with coronally advanced flaps for treatment of dehiscence-type recession defects. J Periodontol, 2016,87:221–227.

第 10 章　牙龈退缩覆盖术的相关并发症

Adrian Kasaj

摘　要

　　目前已经有数种外科术式可以获得可预期的、美学效果良好的根面覆盖。大体来说，这些技术包括应用带蒂软组织瓣、游离软组织瓣，以及软组织替代物。整体来讲，这些外科技术已经被证明安全、有效，患者接受度较高。但是，无论是何种外科技术，都有可能出现并发症或治疗失败的情况。因此，临床医生应该对于这些治疗技术的潜在并发症，以及预防和治疗并发症的策略具有充分的了解。本章将对不同根面覆盖技术的常见并发症以及非典型愈合反应进行概述。

10.1　概　述

　　目前已有数种外科术式应用于根面覆盖，并可增加角化组织的厚度及宽度。这些外科技术包括应用带蒂软组织瓣、游离龈瓣（FGGs）、上皮下结缔组织瓣（CTGs）、软组织替代物（自体移植及异种移植），以及生物制品[1]。这些外科技术的效果也已经被充分评估[2]。暂且不论这些手术技术的使用频率和整体安全性如何，关于它们的并发症方面目前仅有少量数据。总体来讲，牙周外科手术发生术后疼痛和临床严重并发症的风险较小，因此患者接受度较高[3]。但是，有报告表明与其他牙周外科手术相比，膜龈手术的术后疼痛发生率更高[3]。另外，根面覆盖术相关并发症还包括水肿、出血及感染[4-5]。因此，临床医生必须充分意识到在手术过程的任何时间点都有可能发生并发症。尽管根面覆盖术相关的并发症较少并且危及生命的可能性较低，但是对相关并发症的了解将有助于医生预防并较好地控制发生率。根面覆盖术相关并发症以及非典型愈合反应的发生常与带蒂软组织瓣、游离软组织瓣及软组织替代物的应用有关。

A. Kasaj, D.D.S., M.Sc., Ph.D.
Department of Operative Dentistry and Periodontology, University Medical Center of the
Johannes Gutenberg-University Mainz, Mainz, Germany
e-mail: Kasaj@gmx.de

10.2　带蒂软组织瓣移植的并发症

带蒂软组织瓣移植可以单独应用，或合并结缔组织瓣移植应用于退缩缺损的治疗之中。在这些外科技术中，邻近退缩缺损的软组织被用于覆盖暴露的根面。带蒂软组织瓣技术能够提供较好的疗效，并且只需要开辟一个术区[6]。该技术最常见的并发症是由于边缘组织收缩导致的根面未完全覆盖。实际上，研究结果表明患者、位点以及技术相关因素会影响根面覆盖术的预期结果[1]。在患者相关因素中，吸烟习惯与更差的根面覆盖结果有关[7]。龈缘根向退缩的发生也与在治疗位点使用创伤性刷牙习惯有关[8]。可能影响治疗结果的位点相关因素包括邻间骨高度和附着水平（Miller 分类）、缺损范围、系带附着、异位牙、牙颈部病变、前庭沟深度及组织厚度[1, 9-10]。组织瓣稳定度、牙龈边缘位置、垂直松解切口的使用以及显微外科技术的应用等技术相关因素也能够影响根面覆盖的程度，应该被充分考虑到[1, 9-10]。另一个带蒂软组织瓣技术的相关并发症是由于血管形成受损所导致的组织瓣边缘坏死。组织厚度较薄区域的半厚瓣可能会破坏组织瓣血供，增加组织瓣坏死的风险。薄龈组织型的患者更易发生术中损伤和术后并发症。

10.3　游离软组织移植（FGG）的潜在并发症

自 20 世纪 60 年代以来，游离龈瓣技术在根面覆盖术及角化组织增量手术领域得到了广泛的应用[11-12]。该技术从腭部供区获取组织，然后作为非血管化组织移植于受区。由于游离软组织移植技术较低的可预期性和较差的美学效果，现如今已经不作为根面覆盖术的治疗首选[13-14]。该技术的主要缺陷在于供区取材造成的开放性创口多为二期愈合，且愈合过程需要 2~4 周[15]。在某些创口延迟愈合的情况下，常会发生明显的疼痛及不适。因此有报告称接受游离软组织移植技术治疗的患者发生术后疼痛或出血的概率是接受其他根面覆盖术的 3 倍[5]。Del Pizzo 课题组[16]报告称：接受了游离软组织移植技术治疗的患者中有 100% 的患者在术后第 1 周经历了腭部供区疼痛；另外，接受了游离软组织移植治疗的患者中有 33% 的人在术后第 1 周经历了术后出血。在供区创口愈合方面，结果显示仅有 50% 的患者的供区在术后 3 周达到了完全上皮化。Wessel 及 Tatakis 课题组[17]报告：在接受了游离龈瓣移植的患者中，90% 的患者在术后 1 周出现供区不适。增加的术后疼痛也与较大的麻醉剂用量有关。在 Hatipoğlu 课题组[18]进行的研究中发现：术后 10d 时，游离软组织移植的患者有 33% 出现供区出血，20% 的患者出现供区疼痛症状；另外，33% 患者的供区在术后 10d 左右出现感觉异常。

　　游离软组织移植技术相关的另一个常见临床症状是移植物的术后收缩。研究结果表明：术后游离软组织移植收缩在垂直向的收缩程度大于水平向，并且薄的游离软组织移植收缩程度大于厚者[18-20]。研究发现最合适的游离软组织移植厚度为 1~2mm[20-22]。实际上，Mörmann 课题组[19] 报告指出：薄游离龈瓣（组织瓣厚度 <1 mm）在 12 个月的时间内垂直向收缩平均达到 42.3%。尽管如此，研究结果显示游离龈瓣的收缩主要出现在术后第一个月内，并且已经获得的角化组织量长期保持稳定[13, 2-24]。

　　游离软组织移植技术相关的其他潜在并发症包括出血过多、腭部供区术后骨面暴露、腭部复发性疱疹、组织瓣未稳定于下层组织以及组织瓣坏死[25]。罕见的或非典型并发症包括硬腭部黏液囊肿[26]、腭部组织取材后动静脉短路[27]，以及腭部供区自发性色素沉着[28]。

　　目前，上皮下结缔组织移植（CTG）在临床实践中可以达到最佳的根面覆盖效果，并被认为是治疗牙龈退缩的首选术式[2, 10]。上皮下结缔组织移植结合带蒂组织瓣的优势在于其双重血供，并进而增加了组织瓣存活的可能性。与游离软组织移植相比，该组织瓣与邻近组织的颜色也更加匹配。另外，上皮下结缔组织移植技术可以达到腭部组织供区的一期缝合，故缩短了愈合时间，减少了患者的不适感。尽管上皮下结缔组织移植技术具有高度可预期性，可耐受性好，但其也并不是没有任何并发症的（图10.1）。

　　Griffin 课题组[5] 的研究结果显示上皮下结缔组织移植技术相关的最常见的并发症主要在术后即刻出现，包括疼痛、肿胀、不适以及出血。另外，有结果显示手术过程的时长与术后疼痛肿胀高度相关[5]。但是大部分病例的术后并发症仅为轻微至中等程度。Harris 课题组[4] 衡量了 500 例上皮下结缔组织移植治疗后并发症的发生率以及严重程度。最常见的并发症为术后疼痛（18.6%），其次是肿胀（5.4%）、出血（3.0%）

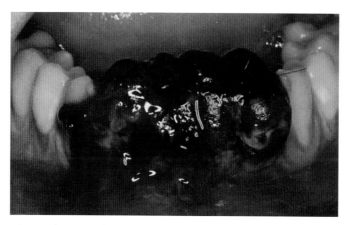

图 10.1　腭部取上皮下结缔组织瓣（CTG）结合隧道技术治疗下颌切牙牙龈退缩后发生严重出血

及感染（0.8%）。该作者认为术后并发症的发生率和严重程度在总体上来讲是可接受且可控的。Wessel 及 Tatakis 课题组 [17] 的研究结果显示：在经过上皮下结缔组织移植技术治疗之后，有 91.6% 的患者在术后 3d 时出现术后疼痛，术后 3 周时则有 50% 患者出现疼痛。患者报告的平均视觉模拟评分（VAS）在 3 周的时间内从 3.5 下降到 1.6，提示疼痛的程度相对较轻。

上皮下结缔组织移植技术的并发症主要发生在腭部供区，并且与取材技术密切相关。经过多年的发展，已经有数种上皮下结缔组织移植取材技术能够达到创口一期愈合并减少手术创伤 [29-32]。因此，了解供区的解剖特点，选择具有足够组织厚度的供区对于预防并发症至关重要。腭部组织瓣的过度破坏可能会影响血管再生，进而抑制创口愈合甚至导致组织坏死（图 10.2a~c）。实际上，Jahnke 课题组 [33] 报告指出：在应用"活页门"技术取材进行上皮下结缔组织移植治疗后，超过一半的患者出现了腭部组织瓣的坏死。Zucchelli 课题组 [34] 发现：在应用"活页门"技术后 1 个星期内，28% 的患者出现了供区的裂开 / 坏死。另外，由于裂开 / 坏死所导致的腭部创口的二期愈合也与过多的麻醉药使用剂量相关。因此，应该被认识到的一点是用于取材的"活页门"技术可能与腭部组织瓣脱落所导致的术后不适有关。目前，单一切口技术被认为是创伤最小的结缔组织瓣取材方法中的一种。相比于"活页门"技术，单一切口技术可以促进早期愈合，减少患者的术后不适 [35]。Del Pizzo 课题组 [16] 报告指出：应用单一切口技术可以比应用"活页门"技术或游离软组织移植技术获得更快的供区再上皮化。最近，有观点提出在腭部供区黏膜组织厚度有限的情况下，采用游离龈瓣口外去角质层技术可以被作为一种获得结缔组织瓣的方法 [34]。除此之外，这种方法可以安

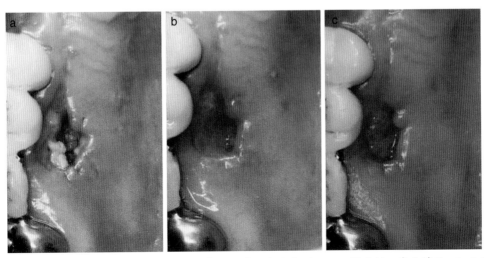

图 10.2　应用单一切口技术取 CTG 后腭部供区出现组织坏死。a. 1 周后创口愈合情况。b. 2 周后创口愈合情况。c. 3 周后创口愈合情况

全地获得不含有脂肪和腺体组织的结缔组织瓣。另一方面，该技术会导致腭部创口的二期愈合，并且可能造成术后疼痛和不适。然而，Zucchelli 课题组[36]报告称在获取厚度较小（<2 mm）、宽度较低（< 4 mm）的游离软组织移植时，患者的并发症发生较少。与此类似，Burkhardt 课题组[37]的研究结果显示游离软组织移植取材后患者的术后疼痛感觉程度与腭部供区组织瓣的厚度（创口深度）有关。

尽管很罕见，但与腭部结缔组织瓣取材相关的最严重的并发症为供区严重的术中或延迟出血（图 10.3a、b）。

患者接受上皮下结缔组织取材后发生出血的比例为 1.2%~33%[4-5, 16]。因此，为防止损伤腭大动脉以及引起后续的出血性并发症，必须对特定的解剖学特点给予考虑。基于 Monnet-Corti 课题组[38]对石膏模型的测量结果，牙龈边缘至腭大动脉的平均距离在尖牙区为 12.1 mm，在第二磨牙区为 14.7 mm。根据他们的研究结果，作者总结认为 100% 的患者在前磨牙区所允许的上皮下结缔组织移植取材范围达到 5 mm 的高度。另一项 Yu 课题组[39]所做的最新人体标本的研究结果显示：从釉牙骨质界（CEJ）至腭大动脉的侧向分支的平均距离是 9 mm（尖牙）到 13.9 mm（第二磨牙）。Reiser 课题组[40]在一项人体标本研究中发现腭大神经血管束的位置与腭穹隆高度相关。研究

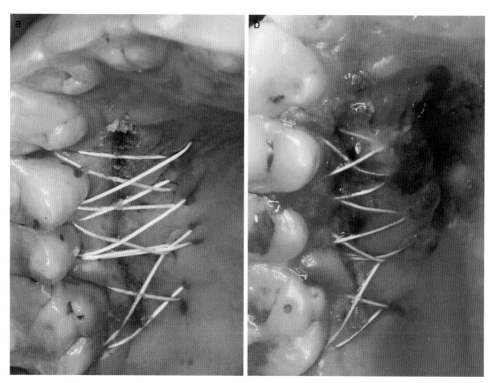

图 10.3 应用单一切口技术在腭部取 CTG 后腭部供区出现术后延迟出血。a. 缝合并应用纤维蛋白胶后的腭部供区。b. 术后 1 周的腭部供区

者报告称神经血管束的位置位于距离上颌前磨牙和磨牙釉牙骨质界 7~17 mm 的位置，腭穹隆浅的患者距离最短。因此需要被特别注意的是较浅的腭穹隆及黏膜厚度较薄可能会增加神经血管束损伤以及出血的风险。然而，尽管这些解剖学因素都考虑进去，还可能有部分患者的腭大动脉走行出现变异。因此，学界提出几种方案用于避免术后出血性并发症，包括应用能够一期关闭创口的取材技术、不同的缝合技巧、牙周敷料、腭部愈合护板以及止血剂 [17, 41-42]。

其他的上皮下结缔组织移植相关并发症相对较罕见，包括外生骨疣 [43]、牙根外吸收 [44]、囊性病变 [45-46] 以及牙龈脓肿 [47]。

总而言之，相比较于游离软组织移植技术，上皮下结缔组织移植技术能够在减少术后疼痛、不适以及出血的方面获得更好的效果 [5, 16-17]。

10.4　应用软组织移植替代物的潜在并发症

在根面覆盖术中，应用软组织移植替代物（脱细胞真皮基质以及异种胶原基质）可以作为自体软组织移植的一种合适的替代方案 [2]。该技术的主要临床优势在于材料用量不受限、手术时间缩短，同时避免了供区手术及其所带来的损伤。不同于自体组织移植，软组织移植替代物避免了患者因腭部供区手术所带来的潜在并发症。Griffin 课题组 [5] 研究结果显示：在牙龈组织增量手术中应用脱细胞真皮基质（ADM）作为自体软组织的替代物可以明显减少术后肿胀及出血发生的可能性。作者将并发症发生减少归因为避免开辟第二术区的结果。Aroca 课题组 [48] 报告指出：与上皮下结缔组织移植相比，应用猪类胶原基质（CM）修复退缩缺损可以明显缩短手术时间并减少患者创伤。与此类似，McGuire 及 Scheyer 课题组 [49] 研究结果显示 CM 避免了组织取材所带来的创伤，可以在根面覆盖术中作为上皮下结缔组织移植的一种可行且长效的替代品。实际上应用这些软组织移植替代物可以克服自体组织移植的一些特定缺陷，提高患者的舒适度。尽管拥有这些潜在的优势，这些软组织移植替代物的应用也不能完全避免并发症问题。因此，必须认识到这些无机移植物的成功取决于受区能否有成功的血管再生，以及移植物能否成功地与周围组织结合。早期愈合过程中的移植材料暴露可能会限制细胞再生和组织血管再生，进而导致组织瓣吸收和根面覆盖范围减少 [50-51]，见图 10.4。

因此，在愈合过程中保持移植物在受区的稳固并确保龈瓣完全覆盖移植物是十分必要的。另外，也应该意识到这些无机移植物的组织愈合过程比自体组织移植物更慢 [52]。另一个应用软组织移植替代物相关的并发症为愈合过程中的移植组织收缩。Wei 课题组 [53] 对比了 ADM 和游离龈瓣在增加附着龈宽度方面的效能，结果发现在 6

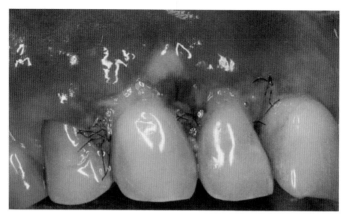

图 10.4 应用猪胶原基质及冠向复位瓣技术进行龈退缩覆盖后的创口愈合不良。龈瓣收缩所导致的胶原基质暴露引发移植物吸收以及根面覆盖不足

个月后，与自体游离龈瓣（16%）相比，ADM移植物出现了更加明显的收缩率（71%）。在另一项研究中，Vieira Ede课题组[54]报告称在牙龈增量手术3个月后ADM材料的平均收缩率为90%。感染则是另一种少见但可能发生的软组织替代物并发症[55]。

综上所述，在牙周塑形术中应用软组织移植替代物不需要开辟第二术区，从而大大降低了术后并发症的发生率。但是这些替代物的应用相对于自体组织移植更具技术敏感性，且效果不如自体组织。

结 论

根面覆盖术被普遍认为安全且并发症发生率较低。自体软组织移植的多数并发症主要与供区有关，包括组织坏死、出血、疼痛、不适及感染。因此在术前对腭部供区进行细致的检查对于避免并发症是十分必要的。另外，例如吸烟史和手术时长这些可能会不利于创口愈合、增加术后并发症发生率的因素，也应该被考虑到。应用软组织移植替代物来代替自体组织移植可以避免开辟第二术区，进一步减少术后并发症的发生。

参考文献

[1] Richardson CR, Allen EP, Chambrone L, et al. Periodontal soft tissue root coverage procedures: practical applications from the AAP Regeneration Workshop. Clin Adv Periodontics, 2015,5:2–10.

[2] Chambrone L, Tatakis DN. Periodontal soft tissue root coverage procedures: a systematic review from the AAP Regeneration Workshop. J Periodontol, 2015,86:S8–51.

[3] Curtis JW Jr, McLain JB, Hutchinson RA. The incidence and severity of complications and pain following periodontal surgery. J Periodontol, 1985,56:597–601.

[4] Harris RJ, Miller R, Miller LH, et al. Complications with surgical procedures utilizing connective tissue grafts: a follow-up of 500 consecutively treated cases. Int J Periodontics Restorative Dent, 2005,25:449–

459.

[5] Griffin TJ, Cheung WS, Zavras AI, et al. Postoperative complications following gingival augmentation procedures. J Periodontol, 2006,77:2070–2079.

[6] Wennström JL, Zucchelli G. Increased gingival dimensions. A significant factor for successful outcome of root coverage procedures? A 2-year prospective clinical study. J Clin Periodontol, 1996,23:770–777.

[7] Chambrone L, Chambrone D, Pustiglioni FE, et al. The influence of tobacco smoking on the outcomes achieved by root-coverage procedures: a systematic review. J Am Dent Assoc, 2009,140:294–306.

[8] Pini Prato G, Rotundo R, Franceschi D, et al. Fourteen-year outcomes of coronally advanced flap for root coverage: follow-up from a randomized trial. J Clin Periodontol, 2011,38:715–720.

[9] de Sanctis M, Clementini M. Flap approaches in plastic periodontal and implant surgery: critical elements in design and execution. J Clin Periodontol, 2014,41:S108–122.

[10] Tatakis DN, Chambrone L, Allen EP, et al. Periodontal soft tissue root coverage procedures: a consensus report from the AAP Regeneration Workshop. J Periodontol, 2015,86:S52–55.

[11] Nabers JM. Free gingival grafts. Periodontics, 1966,4:243–245.

[12] Matter J. Free gingival grafts for the treatment of gingival recession. A review of some techniques. J Clin Periodontol, 1982,9:103–114.

[13] Rateitschak KH, Egli U, Fringeli G. Recession: a 4-year longitudinal study after free gingival grafts. J Clin Periodontol, 1979,6:158–164.

[14] Kerner S, Sarfati A, Katsahian S, et al. Qualitative cosmetic evaluation after root-coverage procedures. J Periodontol, 2009,80:41–47.

[15] Farnoush A. Techniques for the protection and coverage of the donor sites in free soft tissue grafts. J Periodontol, 1978,49:403–405.

[16] Del Pizzo M, Modica F, Bethaz N, et al. The connective tissue graft: a comparative clinical evaluation of wound healing at the palatal donor site. A preliminary study. J Clin Periodontol, 2002,29:848–854.

[17] Wessel JR, Tatakis DN. Patient outcomes following subepithelial connective tissue graft and free gingival graft procedures. J Periodontol, 2008,79:425–430.

[18] Hatipoğlu H, Keçeli HG, Güncü GN, et al. Vertical and horizontal dimensional evaluation of free gingival grafts in the anterior mandible: a case report series. Clin Oral Investig, 2007,11:107–113.

[19] Mörmann W, Schaer F, Firestone AR. The relationship between success of free gingival grafts and transplant thickness. Revascularization and shrinkage—a one year clinical study. J Periodontol, 1981,52:74–80.

[20] Silva CO, Ribeiro Edel P, Sallum AW, et al. Free gingival grafts: graft shrinkage and donor-site healing in smokers and non-smokers. J Periodontol, 2010,81:692–701.

[21] Goldman HM, Isenberg G, Shuman A. The gingival autograft and gingivectomy. J Periodontol, 1976,47:586–589.

[22] Maynard JG Jr. Coronal positioning of a previously placed autogenous gingival graft. J Periodontol, 1977,48:151–155.

[23] Egli U, Vollmer WH, Rateitschak KH. Follow-up studies of free gingival grafts. J Clin Periodontol, 1975,2:98–104.

[24] Agudio G, Cortellini P, Buti J, et al. Periodontal conditions of sites treated with gingival augmentation surgery compared with untreated contralateral homologous sites: an 18- to 35-year long-term study. J Periodontol, 2016,87:1371–1378.

[25] Brasher WJ, Rees TD, Boyce WA. Complications of free grafts of masticatory mucosa. J Periodontol, 1975,46:133–138.

[26] Curtis JW Jr, Hutchinson RA. Mucous extravasation phenomenon of the hard palate following periodontal surgery. J Periodontol, 1981,52:750–752.

[27] Adcock JE, Spence D. Unusual wound healing following removal of donor tissue for soft tissue graft. J Periodontol, 1984,55:589–591.

[28] Holtzclaw D, Toscano NJ, Tal H. Spontaneous pigmentation of non-pigmented palatal tissue after periodontal surgery. J Periodontol. 2010,81:172–176.

[29] Edel A. Clinical evaluation of free connective tissue grafts used to increase the width of keratinized gingiva. J Clin Periodontol, 1974,1:185–196.

[30] Langer B, Langer L. Subepithelial connective tissue graft technique for root coverage. J Periodontol, 1985,56:715–720.

[31] Hürzeler MB, Weng D. A single-incision technique to harvest subepithelial connective tissue grafts from the palate. Int J Periodontics Restorative Dent, 1999,19:279–287.

[32] Lorenzana ER, Allen EP. The single-incision palatal harvest technique: a strategy for esthetics and patient comfort. Int J Periodontics Restorative Dent, 2000,20:297–305.

[33] Jahnke PV, Sandifer JB, Gher ME, et al. Thick free gingival and connective tissue autografts for root coverage. J Periodontol, 1993,64:315–322.

[34] Zucchelli G, Mele M, Stefanini M, et al. Patient morbidity and root coverage outcome after subepithelial connective tissue and de-epithelialized grafts: a comparative randomized-controlled clinical trial. J Clin Periodontol, 2010,37:728–738.

[35] Fickl S, Fischer KR, Jockel-Schneider Y, et al. Early wound healing and patient morbidity after single-incision vs. trap-door harvesting from the palate—a clinical study. Clin Oral Investig, 2014,18:2213–2219.

[36] Zucchelli G, Mounssif I, Mazzotti C, et al. Does the dimension of the graft influence patient morbidity and root coverage outcomes? A randomized controlled clinical trial. J Clin Periodontol, 2014,41:708–716.

[37] Burkhardt R, Hämmerle CH, Lang NP, Research Group on Oral Soft Tissue Biology & Wound Healing. Self-reported pain perception of patients after mucosal graft harvesting in the palatal area. J Clin Periodontol, 2015,42:281–287.

[38] Monnet-Corti V, Santini A, Glise JM, et al. Connective tissue graft for gingival recession treatment: assessment of the maximum graft dimensions at the palatal vault as a donor site. J Periodontol, 2006,77:899–902.

[39] Yu SK, Lee MH, Park BS, et al. Topographical relationship of the greater palatine artery and the palatal spine. Significance for periodontal surgery. J Clin Periodontol, 2014,41:908–913.

[40] Reiser GM, Bruno JF, Mahan PE, et al. The subepithelial connective tissue graft palatal donor site: anatomic considerations for surgeons. Int J Periodontics Restorative Dent, 1996,16:130–137.

[41] Rossmann JA, Rees TD. A comparative evaluation of hemostatic agents in the management of soft tissue graft donor site bleeding. J Periodontol, 1999,70:1369–1375.

[42] Dridi SM, Chousterman M, Danan M, et al. Haemorrhagic risk when harvesting palatal connective tissue grafts: a reality? Periodontal Pract Today, 2008,5:231–240.

[43] Corsair AJ, Iacono VJ, Moss SS. Exostosis following a subepithelial connective tissue graft. J Int Acad Periodontol, 2001,3:38–41.

[44] Hokett SD, Peacock ME, Burns WT, et al. External root resorption following partial-thickness connective tissue graft placement: a case report. J Periodontol, 2002,73:334–339.

[45] Harris RJ. Formation of a cyst-like area after a connective tissue graft for root coverage. J Periodontol, 2002,73:340–345.

[46] Wei PC, Geivelis M. A gingival cul-de-sac following a root coverage procedure with a subepithelial

connective tissue submerged graft. J Periodontol, 2003,74:1376–1380.

[47] Vastardis S, Yukna RA. Gingival/soft tissue abscess following subepithelial connective tissue graft for root coverage: report of three cases. J Periodontol, 2003,74:1676–1681.

[48] Aroca S, Molnár B, Windisch P, et al. Treatment of multiple adjacent Miller class Ⅰ and Ⅱ gingival recessions with a Modified Coronally Advanced Tunnel （MCAT） technique and a collagen matrix or palatal connective tissue graft: a randomized, controlled clinical trial. J Clin Periodontol, 2013,40:713–720.

[49] McGuire MK, Scheyer ET. Long-term results comparing xenogeneic collagen matrix and autogenous connective tissue grafts with coronally advanced flaps for treatment of dehiscence-type recession defects. J Periodontol, 2016,87:221–227.

[50] Tal H, Moses O, Zohar R, et al. Root coverage of advanced gingival recession: a comparative study between acellular dermal matrix allograft and subepithelial connective tissue grafts. J Periodontol, 2002,73:1405–1411.

[51] Felipe ME, Andrade PF, Grisi MF, et al. Comparison of two surgical procedures for use of the acellular dermal matrix graft in the treatment of gingival recessions: a randomized controlled clinical study. J Periodontol, 2007,78:1209–1217.

[52] Paolantonio M, Dolci M, Esposito P, et al. Subpedicle acellular dermal matrix graft and autogenous connective tissue graft in the treatment of gingival recessions: a comparative 1-year clinical study. J Periodontol, 2002,73:1299–1307.

[53] Wei PC, Laurell L, Geivelis M, et al. Acellular dermal matrix allografts to achieve increased attached gingiva. Part 1. A clinical study. J Periodontol, 2000,71:1297–1305.

[54] Vieira Ede O, Fidel Junior RA, Figueredo CM, et al. Clinical evaluation of dermic allograft in procedures to increase attached gingiva width. Braz Dent J, 2009,20:191–194.

[55] Wang HL, Suárez-López Del Amo F, Layher M, et al. Comparison of freeze-dried and solvent-dehydrated acellular dermal matrix for root coverage: a randomized controlled clinical trial. Int J Periodontics Restorative Dent, 2015,35:811–817.

第 11 章　牙龈退缩覆盖术的术后护理

Mario Taba Jr

摘　要

　　牙周手术通常涉及牙龈组织处理，有时也涉及骨重建。为了减少术后并发症的风险并促进术后恢复，必须系统地进行术后护理，包括全面的计划和进行针对性的预防措施。因此，本章的目的是为术后护理提供一个简明的建议，期望有助于牙周软组织更好地恢复功能和美观。

11.1　概　述

　　大多数牙周手术涉及软组织的复位，有时还涉及骨重建。在牙周再生治疗中，骨组织和生物材料被用来重建牙周形态。而牙周整形手术则可能涉及上腭软组织的获取，利用腭部作为供区，最常见的并发症是组织切除后腭部出血 [1]。

　　术后护理是指手术后给予的支持治疗方法。所需的术后护理类型取决于开展的手术类型和患者的健康状况 [2]。考虑到本章的重点是软组织手术，所需的术后护理通常仅限于疼痛管理和创口护理。

11.2　术后护理的重要性

　　术后护理常常在手术结束后就立即开始，它将持续整个愈合过程，甚至到软组织完全重塑。作为术后护理的一部分，必须向患者解释手术的潜在风险和并发症以及所使用药物的潜在副作用。当然，如何处理和应对副作用和并发症的发生也是极其重要的 [2]。

　　合理规划的治疗过程通常需要患者提前做好日程安排例如休息时间、减少运动、

M. Taba Jr., D.D.S., M.Sc., Ph.D.
Department of Oral Surgery and Periodontology, University of São Paulo, School of Dentistry
at Ribeirão Preto, Ribeirão Preto, Brazil
e-mail: mtaba@usp.br

避免阳光直射和在术后 24~48h 内避免过度交谈[2-4]。因此，最好是能够预先协助安排患者的日程。还要根据手术顺利程度及患者恢复的情况，适时修订术后注意事项。

手术完成后，患者应该接受术后指导，并且最好能够为患者提供一份有指导建议和止痛药、消炎药以及抗生素处方的表格[4-5]。

手术的成功还取决于创口的顺利愈合，因此，患者必须认识到在离开诊所后遵守术后指导建议是非常重要的：按规定服药，注意潜在的并发症，并坚持随访。

11.3　组织移植和愈合

11.3.1　组织移植

较为常规的有三种不同类型的牙龈组织移植方式，其术后护理必须高度依据手术的类型。

11.3.1.1　结缔组织移植

这是治疗牙龈退缩的首选手术治疗。该手术过程中，先获取上皮下的组织，称为上皮下结缔组织，并将其缝合覆盖在暴露的根面[6-7]，同时对供区也要进行初期缝合关闭[8]。

11.3.1.2　游离龈移植

与结缔组织移植类似，游离龈移植也常常从硬腭获取。但是，不同于制备上皮瓣并分离上皮下的中间组织，该技术直接从腭部取少量组织（包括上皮及结缔组织），然后缝合固定在受植区[6, 9]。在这个过程中，硬腭创口会一直暴露在口内，经历二期愈合[8]。

11.3.1.3　带蒂组织移植

在此术式中，牙龈组织不是从上腭获取组织，而是从需要覆盖牙根的牙齿周围或附近的牙龈获取。形成的组织瓣四周不完全切断，仍存留一边（蒂）与原位置相连。组织瓣覆盖暴露的根面并缝合。带蒂组织移植手术的目的是避免开辟用以获取组织的第二术区[8]。

11.3.1.4　组织替代物

该术式作为一种避免开辟第二术区的替代方法，由于供区软组织的条件差或尊重患者的主观意愿，医师可以使用来自组织库的异体移植材料或市售的脱细胞真皮基质进行移植，而不是从硬腭获取组织[10]。

11.3.2　愈　合

在牙龈手术的正常术后愈合过程中，术后预计会有轻度至中度疼痛。游离龈移植产生的第二创口比其他移植手术更加疼痛[3, 6]。

一般来说，任何牙周手术，包括翻瓣术、牙龈移植、牙龈切除术、系带成形术等都可能发生疼痛。手术后 3d 内出现的术后疼痛被认为是正常的，并在整个愈合过程中逐渐减轻。

大多数术后疼痛是由于手术区域广、手术时间长，组织处理不当（包括过度组织创伤和局部麻醉不良），感染控制不当（增加了术后感染的风险），或者对外科解剖结构和重要血管了解不足（增加并发症的风险，如神经损伤、出血和肿胀）[3, 5]。

牙龈退缩的治疗有时需要一个相对较大的手术区域，不仅仅涉及第二术区的开辟，也因为病变范围常累及多颗牙齿。在这些情况下，翻瓣的范围将扩大，以获取较大面积的移植组织，这会产生额外的创伤并导致更明显的水肿。为了尽量减少患者进食时的不适，最好从接受移植的口腔同一侧获取移植组织。这将有利于患者在口腔未受影响的一侧进食。

在所有的手术后，促进愈合的最重要因素是手术部位的组织瓣的固定和血凝块的稳定，它必须在不受干扰的情况下保持至少 7~14d [3]

11.3.3 缝 合

缝线用于将移植物固定于合适的位置并关闭创口以获得理想的愈合。通常在手术后 1~2 周视情况进行拆线。在此期间，必须告知患者不要用舌头、牙刷或任何其他方式触及缝线，因为软组织移位会导致愈合不良。使用敷料可能有助于保护缝合组织免受食物、刷牙，或者患者由于好奇拉扯嘴唇观察术区所带来的干扰。

11.3.4 牙周敷料

有些移植手术不需要牙周敷料，比如根面覆盖术通常为一期创口，且组织瓣非常稳定。形成二期愈口的角化组织增量手术，常需要使用敷料进行额外保护 [11]。

牙周敷料大约术后 1h 后开始使用，并一直保留到您下次复诊时，届时将被替换或移除。去除敷料后，移植物在最初几天可能会呈现白色，属于正常反应。

11.3.5 移植物的外观

在正常的愈合过程中，组织外观和颜色可能会发生改变。期间，颜色可能呈现白色 / 灰色 / 红色。恢复牙龈组织的正常颜色需要 2~3 周的时间，几个月后达到最终愈合。

11.3.6 冲 洗

术后头一天必须避免漱口、吐痰和吸管饮水。24h 内漱口可能会过早地清除血凝块并导致出血，饭后和睡前轻柔地漱口是很重要的。患者应该被告知在术后第二天进行漱口，向患者解释应该避免将漱口水吐出，而是应该从一边到另一边轻轻地倾斜头部，使漱口液能够清洗术区，然后倾斜头部，使漱口液自然排出口外。72h 后，可以鼓励稍微用力地漱口，以保持口腔卫生。

一些其他建议将有助于顺利度过愈合期。例如，应避免以下行为：术后 2~3d 内进行剧烈的活动，如运动、舞蹈或健身；术后一周内刷牙时触及术区，触碰缝线及血凝块；用吸管喝饮料及在恢复期吸烟。上述行为可能会延长愈合时间或导致术后并发症发生。

11.4　术后并发症

11.4.1　术后诊间护理

适当的术后护理对防止不必要的疼痛、恢复时间延长和疼痛类并发症的发生非常重要。最常见的术后并发症是出血、肿胀、瘀斑、疼痛及恶心。

11.4.1.1　出血

术后 48h 内可发生轻微出血。出血可能会持续很短时间，也可能在意外触碰创口后持续出血，游离龈移植手术的供区更容易出血[1]。长时间出血的常见原因往往与第一天吃的食物过热或反复漱口有关。止血的方法应该是用冷湿纱布温和压迫创面至少 10min，期间不要随意取出纱布，否则血凝块被破坏，出血将持续。如果出现大量出血，建议患者立即急诊就医。

口腔内的正负压（如用力吐痰、漱口、用吸管喝水或用力擤鼻涕）可能导致出血。患者有时会因为出血太多而担心，但口腔中的大部分血液实际上是血液与大量唾液混合而成的，红色的唾液会造成出血量较大的错觉。有些患者在手术区周围出现变色 /瘀斑，这是出血渗入软组织的结果，一般一周内就会消失。

11.4.1.2　肿胀和瘀斑

肿胀、瘀斑、轻微的下颌麻木和肌肉僵硬是手术后的正常反应。瘀伤和肌肉酸痛可能需要 1 周或更长时间自愈。肿胀通常在手术后 48~72h 达到高峰，大约在手术后第三天开始逐渐缓解。

为了减少不适，建议术后在手术部位敷冰袋：手术后的前 8h，敷 15min，间隔 15min，这种方法被称为冷冻疗法[12]。低温可以减轻炎症和肿胀来减轻疼痛，让更多的氧灌入细胞。同时减缓新陈代谢，降低细胞耗氧量。另外，还能使神经末梢降低对疼痛的敏感度，减少出血[12-13]。

从术后第三天开始，每天可以适度热敷 4~6 次，以帮助消肿。

术后 1 周复查时，肿胀应已减轻或消失。如果初始的疼痛消退 2~3d 后复发，需检查感染或坏死的可能性。

11.4.1.3　口腔疼痛

疼痛存在个体差异，并在手术后 24~78h 内达到峰值。对于轻微疼痛，非甾体抗炎药（NSAIDs）——如阿司匹林类药物——会干扰凝血，不可服用。可以服用非甾体环氧化酶 -2 抑制剂或对乙酰氨基酚 [14-16]。

有些患者对疼痛更加敏感，如果疼痛在术后 3d 内出现，应向患者告知在这段时间内疼痛是正常的 [6]。但是，如果疼痛在缓解后加剧或术后持续超过 3d，就需要检查创口，寻找是否有坏死或感染的指征，或者是可能导致不适、刺伤黏膜及舌体的缝线。

11.4.1.4 感 染

为了防止感染，帮助患者保持口腔卫生是很重要的。手术 24h 后，患者可以恢复刷牙，但必须使用温和的刷牙方式，避免接触手术区域。虽然饭后漱口有助于防止食物残渣进入创口，但请患者不要过度用力漱口。

11.4.1.5 牙髓炎和神经损伤

这种术后并发症并不常见，但也必须提前告知患者，手术可能会引发术前无症状的牙髓病变，导致与神经损伤相关的并发症。术区准备时需要注意重要的解剖结构，如腭大孔和颏孔可能因注射产生相关并发症、组织处理不当或翻瓣过大而受损。疑似神经损伤后可选择泼尼松（每天 50mg，持续 7d）立即服用，然后监测病情发展 [5]。

11.4.2 最小化风险

正确的治疗计划和术后管理是减少术后疼痛的关键。

牙周手术后立即提供口头的术后指导，并提供详细的书面术后注意和紧急联系方式。

患者术后疼痛的发生很难预测，因此可以常规使用止痛药进行持续的疼痛预防及管理。对于时间较长或大范围的牙周手术，非甾体抗炎药和麻醉剂的结合是常规手段。在大多数情况下，这种方式将提供有效的疼痛预防。

11.4.2.1 腭护板

塑料腭护板可以作为覆盖上腭软组织供区创口的保护措施。腭护板可以在愈合初期保护创口，降低出血的风险。在最初的 24h 内不应将其移除，以避免破坏血凝块。手术 24h 后，可摘下腭护板，用专业的漱口水清洗，并放回上腭以保护创口。腭护板通常要戴 1 周。

术后可佩戴全口义齿或局部义齿，但使用时必须小心，因为压力和移位会对手术部位产生不良影响。

直接应用于创口的氧化纤维素和吸收性明胶海绵等止血材料可以改善腭部术区的凝血效果 [1]。

11.4.2.2 药 物

大多数不适通常发生在手术后 24~72h 内。最常见的处方药是抗炎药和抗生素（表 11.1）。对一些患者来说可能需要开具更加强力的止痛药以缓解不适。抗生素用来预防或减少感染风险。

手术后 0.5~4h 内局部麻醉剂的效果会逐渐消失。需告知患者在不适发生之前即服用止疼药是非常重要的，当然也推荐提前一起服用止痛药和抗生素。但对于药物敏感度高的人，可能会引起恶心和呕吐。

要求患者观察任何与手术无关的药物副作用症状，如皮疹、瘙痒、呼吸困难、喘气、鼻塞或眼周肿胀。如果出现，必须立即停药。

抗炎作用强的合成皮质类固醇（通常用于第三磨牙手术）[4]，可以术前开具，以减轻牙周整形手术后的疼痛和肿胀[14, 17]。

表 11.1　常用药物

用　药	
布洛芬 600mg，	每 4~6 小时 1 次，持续 3~5d
对乙酰氨基酚 500mg，	每 4~6 小时 1 次，布洛芬停药后使用 3~5d
地塞米松 4~8mg	术前 1h
阿莫西林 500 mg，	首剂 2 片，然后 1 片,tid，持续 7d
阿奇霉素 250mg*，	首剂 2 片，然后 1 片,qd，每天 4d
克林霉素 150mg*，	首剂 2 片，然后 1 片,qid，连续 7d
多西环素 100mg*，	首剂 2 片，然后 1 片,bid，持续 7d
0.12% 葡萄糖酸氯己定	30s，bid（每天 2 次），持续 14d

* 适用于对青霉素过敏者。tid：每天 3 次；qd：每天 1 次；qid：每天 4 次；bid：每天 2 次

11.4.2.3　吸　烟

拆线之前，应禁止吸烟，以确保创口的最佳愈合和手术的成功[9]。吸烟会延迟愈合过程，增加不适感，并可能会促进移植物坏死[7]。患者戒烟时间越长，术后出现问题的概率越小[7]。

11.5　术后建议

有关术后护理的具体内容也包括日常生活的建议，如饮食、体力活动和药物治疗。

在移植部位愈合之前，不得用牙线或牙刷清洁移植部位。在最初的愈合期，通过用洗必泰（氯己定）漱口来保持局部口腔卫生，以帮助控制牙菌斑的积聚[11, 18]。某些情况下可配合抗生素的使用，以减少感染的风险。

手术后预期的疼痛程度取决于所进行的手术类型。如果没有从腭部取出移植组织，一般会有轻微的不适或无不适。相反，如果从腭部获取移植组织，则必须告知患者术后几天该部位可能会持续性不适[5-6]。因此，建议患者吃软质冷食及冰激凌。

除非患者的工作需要交谈活动，否则要休息 24h 以上才能进行正常的交谈。

11.5.1 术后家庭护理

11.5.1.1 对侧进食

通常在腭部缝合后的创口放置敷料，以保护该部位，避免缝线带来的不适。为了保证这一区域更快愈合，要防止敷料出现松动。向患者建议尽量在对侧咀嚼食物。进软食，并可将食物切成小块以减少咀嚼的次数和幅度，减少敷料脱落和创口出血的风险。

患者尽量食用常温的食物和饮料，避免食用黏稠、坚硬（如冰块、坚果、爆米花、薯片）、易碎、辛辣或酸性食物。应食用富含蛋白质、矿物质和维生素的食物，如汤、面食、炒鸡蛋、土豆泥、通心粉、奶酪、鱼、香蕉、苹果酱和蛋白粉等。一般来说，恰当的饮食和营养摄入对于愈合至关重要。

11.5.1.2 勿拂刷术区

患者必须避免在第一天刷牙，以降低敷料、移植物移位或创口损伤的风险。口内的其他部位可以刷牙或使用牙线。2d 后，可以恢复轻柔的刷牙，但应提醒患者在清洁术区附近区域时要谨慎[18]。

手术后第二天开始漱口，以避免血凝块脱落[11, 18]。在牙周敷料覆盖的区域，要求患者只拂刷牙的咬合面，并在术后第一周内避免使用牙线。复诊拆线之前，应停止辅助口腔卫生方法，如电动牙刷和冲牙器。

当患者开始恢复刷牙时，向患者解释手术部位出现少量出血或不适是正常的。

11.5.1.3 避免运动

在最初的几天，剧烈的运动会加重肿胀，增加出血和瘀伤的风险，尤其术后 24h。

患者应在术后当天应尽量保证休息，避免不必要的活动。剧烈运动和所有有氧运动都可能导致移植物脱位并增加手术失败的风险。要求患者术后 1~2d 休息时取头高位，睡觉时加一个枕头。

11.5.2 对患者的详细说明

必须向患者详细解释家庭护理内容，并提供书面建议，以便日后咨询。下面是一封建议函的示例，其中有一些要点在指导患者时需要加以说明。

亲爱的患者：

手术当天请注意：

•在麻醉消失之前不要吃任何东西，因为你可能会咬伤嘴唇、脸颊或舌头，造成组织损伤。

•注意不要用手指或舌头触碰术区。

•避免吃热的食物。冰激凌或奶昔之类的冷食比较好。

•吸管饮水可能会导致血液凝块脱落和出血。

- 如果你戴着保护性丙烯酸腭护板或覆盖上腭部供区的上颌活动义齿，24小时内不能摘戴。尽可能适应腭护板，尤其在吃饭时请勿摘下。
- 尽量保持放松并练习我们指导的口腔卫生维护方法。
- 当麻醉消失时，你可能会有一些不适；按照医嘱服用非阿司匹林类止痛药。
- 冰敷时，用毛巾间隔在冰袋和皮肤之间，在手术后的前8小时内，冷敷15分钟，休息15分钟，循环进行。

明天开始：
- 在不受手术影响的区域保持正常的口腔卫生措施。
- 在用敷料保护的区域，只轻轻地拂刷牙齿的咬合面。
- 如果敷料在4天后脱落，则无须更换敷料。
- 进食后，用温生理盐水漱口，每天4~6次，每次30秒。应避免用力漱口；而应倾斜头部，自然流出。
- 请每天使用约15毫升洗必泰漱口液2次（早晚），每次使用30秒。

如果您有任何问题或疑虑，请致电办公室：×××××××，×× 医生

11.6　提前计划以降低风险

一般来说，根据手术类型的不同，可能会出现许多潜在的并发症。让患者事先得到相关术后护理信息，并耐心回答患者各种疑问。这样可以帮助患者提前做好准备，并将并发症的风险降到最低。

术后加强指导，强调遵循医嘱的重要性。

制定一个常规的患者出院注意事项，尽量使所有的建议和处方都易于理解。手术结束后，患者可能无法正确地遵循指导，因此，可以提供一份书面医嘱，其中包含最常见的问题及解决方案和患者需要特别注意的事项。

结　论

总之，适当的术后护理，包括全面的计划和积极主动的干预措施，将有助于减少术后并发症的风险，促进康复过程。

虽然本书不能避免所有的并发症，但本书对术后情况的护理提供了简明的建议，旨在帮助患者，促进创口顺利愈合后达到成功的美学和功能性牙周重建效果。

参考文献

[1] Rossmann JA, Rees TD. A comparative evaluation of hemostatic agents in the management of soft tissue

graft donor site bleeding. J Periodontol, 1999,70(11):1369–1375.

[2] Pietrangelo A, Stephens C. Postoperative care. Healthline. 2016. www.healthlinecom/health.

[3] Burkhardt R, Lang NP. Fundamental principles in periodontal plastic surgery and mucosal augmentation-a narrative review. J Clin Periodontol, 2014,41(Suppl 15):S98–107.

[4] Piecuch JF. What strategies are helpful in the operative management of third molars? J Oral Maxillofac Surg, 2012,70(9 Suppl 1):S25–32.

[5] Durand R, Tran SD, Mui B, et al.Managing postoperative pain following periodontal surgery. J Can Dent Assoc, 2013,79:d66.

[6] Burkhardt R, Hammerle CH, Lang NP. Research Group on Oral Soft Tissue Biology & Wound Healing. Self-reported pain perception of patients after mucosal graft harvesting in the palatal area. J Clin Periodontol, 2015,42(3):281–287.

[7] Souza SL, Macedo GO, Tunes RS, et al. Subepithelial connective tissue graft for root coverage in smokers and non-smokers: a clinical and histologic controlled study in humans. J Periodontol, 2008,79(6):1014–1021.

[8] Friedman M. Gum tissue graft. Medical reference, 2014. wwwwebmdcom/oral-health.

[9] Silva CO, Ribeiro Edel P, Sallum AW, et al. Free gingival grafts: graft shrinkage and donor-site healing in smokers and non-smokers. J Periodontol, 2010,81(5):692–701.

[10] de Souza SL, Novaes AB Jr, Grisi DC, et al. Comparative clinical study of a subepithelial connective tissue graft and acellular dermal matrix graft for the treatment of gingival recessions: six- to 12-month changes. J Int Acad Periodontol, 2008,10(3):87–94.

[11] Sanz M, Newman MG, Anderson L, et al. Clinical enhancement of post-periodontal surgical therapy by a 0.12% chlorhexidine gluconate mouth rinse. J Periodontol, 1989,60(10):570–576.

[12] Belli E, Rendine G, Mazzone N. Cold therapy in maxillofacial surgery. J Craniofac Surg, 2009,20(3):878–880.

[13] Resnik RR, Misch CE. Avoiding mandibular nerve impairment, part 3. Management of neurosensory impairments after dental implant surgery. Dent Today, 2015,34(2):120–122–5.

[14] Konuganti K, Rangaraj M, Elizabeth A. Pre-emptive 8 mg dexamethasone and 120 mg etoricoxib for pain prevention after periodontal surgery: a randomised controlled clinical trial. J Indian Soc Periodontol, 2015,19(4):474–476.

[15] Peres MF, Ribeiro FV, Ruiz KG, et al. Steroidal and nonsteroidal cyclooxygenase-2 inhibitor anti-inflammatory drugs as pre-emptive medication in patients undergoing periodontal surgery. Braz Dent J, 2012,23(6):621–628.

[16] Pilatti GL, Andre dos Santos F, Bianchi A, et al. The use of celecoxib and dexamethasone for the prevention and control of postoperative pain after periodontal surgery. J Periodontol, 2006,77(11):1809–1814.

[17] Steffens JP, Santos FA, Sartori R, et al. Preemptive dexamethasone and etoricoxib for pain and discomfort prevention after periodontal surgery: a double-masked, crossover, controlled clinical trial. J Periodontol, 2010,81(8):1153–1160.

[18] Heitz F, Heitz-Mayfield LJ, Lang NP. Effects of post-surgical cleansing protocols on early plaque control in periodontal and/or periimplant wound healing. J Clin Periodontol, 2004,31(11):1012–1018.